NASCE
uma mãe

THAIS FERSOZA

NASCE *uma mãe*

Meus primeiros aprendizados
e minhas aventuras na maternidade

HarperCollins *Brasil*

Rio de Janeiro | 2019

Diretora editorial: *Raquel Cozer*
Gerente editorial: *Renata Sturm*
Editora: *Diana Szylit*
Edição de texto: *Fabiana Medina*
Copidesque: *Mariana Zanini*
Revisão: *Laila Guilherme*
Capa, projeto gráfico e diagramação: *Renata Vidal*
Fotos de capa e p. 174 (estúdio): *Danilo Borges/Estúdio Bottega*
Fotos do miolo: *acervo pessoal*
Produção de moda: *Bibi Lessa*
Maquiagem: *Lu Rech*

DADOS INTERNACIONAIS DE CATALOGAÇÃO NA PUBLICAÇÃO (CIP)

F456n

Fersoza, Thais

Nasce uma mãe : meus primeiros aprendizados e minhas aventuras na maternidade / Thais Fersoza. - 1. ed. - Rio de Janeiro : HarperCollins Brasil, 2019.

176 p.

ISBN 978-85-9508-583-1

1. Maternidade 2. Gravidez 3. Mães e filhos 4. Famílias I. Título.

19-1414 CDD 306.8743
CDU 392.34

Angélica Ilacqua CRB-8/7057

HarperCollins Brasil é uma marca licenciada à Casa dos Livros Editora LTDA.

Rua da Quitanda, 86, sala 218 — Centro — Rio de Janeiro, RJ — CEP 20091-005
Tel.: (21) 3175-1030 — www.harpercollins.com.br

Dedico este livro, a nossa história, aos grandes amores da minha vida, Melinda e Teodoro, que fazem com que eu me sinta completa a cada dia, me ensinaram o que realmente é o amor e me ensinam tanto dia após dia. Obrigada por isso, por serem tão especiais! Vocês são minha vida, minha luz, o melhor de mim! À minha mãe, minha referência, meu orgulho, aquela que me ampara e me impulsiona, sempre incansável, minha melhor amiga! E ao meu marido, meu parceiro de vida e de sonhos. Que bênção podermos compartilhar tudo isso juntinhos, nosso sonho realizado, nossa família!

Sumário

8 Agradecimentos

10 Prefácio

13 Sonho que se sonha junto

16 Em cinco minutos a vida pode mudar
27 Eu + Carol Ambrogini | O início da gravidez

30 Foi um grito só!
35 Eu + Carla Delascio | Chegou a hora do parto

37 Gestação rima com mão e feijão
41 Eu + Ana Lucia Beltrame | Descomplicando os nove meses

46 A mamãe está aqui

50 É hoje!
56 Eu + Ariel Levy | Prontas para a chegada do bebê

62 Nasceu!

67 Sem plano B. Será?
71 Eu + Elsa Giugliani | Amamentação sem dúvidas

74 Uma longa caminhada
79 Eu + Gizele Monteiro | Força, foco e fé, kkkkk!

83 Eu no papel de mãe

97 Eu + Diogo Lara | Saúde emocional

100 Para cada filho, uma mãe
107 Eu + Cristina Santos | Com a palavra, a vovó!

112 Por que dispensamos o cadeirão
116 Eu + Lenycia Neri | Introdução alimentar
119 Uma boa dica

121 Mais olho no olho, menos olho na tela
126 Eu + Daniel Spritzer | Tecnologia na medida certa

130 "Não filma, favô"

133 Um grande passo
138 Eu + Atila Rondon | Desfralde

142 Está fácil dar conta do bebê? Tudo lúdico e sublime? Jura mesmo?

149 Mãe, sim; profissional também

156 Nada a esconder

160 Pai não ajuda, divide
166 Eu + Michel | Paternidade de verdade

172 Obrigada, obrigada e obrigada

Agradecimentos

Agradeço em primeiro lugar a Deus! Por me dar essa oportunidade de viver o maior amor que conheço; por me permitir viver diariamente essa alegria com todos os seus momentos mágicos e conturbados... me sinto muito abençoada!

Ao meu marido, por sempre me apoiar e por tornar isso possível e, junto comigo, fazer da nossa família o nosso sonho realizado. E, juntos, levarmos adiante tudo o que acreditamos e desejamos para nós e para os nossos filhos.

A minha mãe, meu pai e minha irmã, pelo incentivo e pela torcida incansáveis, por serem um exemplo para mim e por terem me ensinado que família é o nosso bem mais precioso, nossos valores, nossas origens!

A todas as pessoas que de alguma maneira se identificam comigo e me acompanham. Tenham a certeza de que a ideia deste livro só surgiu por causa de vocês! Eu sempre quis tentar de todas as formas retribuir o amor de vocês por mim e pela minha família, e essa foi mais uma maneira que encontrei de estar pertinho de vocês.

À Isa, minha parceira de trabalho e amiga, que desde o início fez a "campanha" "Thais, faz um livro! Vai ser muito legal!", kkkkk. Você estava certa! Foi e está sendo muito, muito, muito legal!

Às meninas da editora, obrigada por todo o suporte, toda a torcida e por tornarem possível essa minha aproximação das pessoas que gostam de mim. Foi especial poder contar e reviver minha história, foram momentos de nostalgia que me alegraram e me emocionaram...

E um agradecimento especial aos meus filhos, que fizeram nascer uma mãe em mim! Melinda e Teodoro, vocês são os meus amores, a minha vida, a melhor coisa do mundo e, sem dúvida, o melhor acontecimento da minha existência. Saibam que vocês são maravilhosos, cada um do seu jeitinho, com seus defeitos e qualidades. Saibam que me enchem de orgulho, meu coração transborda de admiração por vocês. Sou babona mesmo, bobona também, vocês me fazem imensamente feliz, e ver diariamente cada conquista de vocês me emociona. A mamãe AMA vocês com todo o meu coração! Estou aqui, estarei sempre!

Obrigada por tanto!

Obrigada, Senhor!

Prefácio

A gente se conheceu no Carnaval de 2012. Ou melhor, se esbarrou. Um esbarrão que mudaria minha vida. Embora tudo tenha sido rápido, algo de muito especial aconteceu. Deus sempre sabe de tudo!

Daquele esbarrão, já fui dormir com o pensamento nela – na verdade, não consegui dormir. Queria dar um jeito de falar logo e, poucos dias depois, consegui! Já nas primeiras conversas por telefone, fiquei encantado. Descobri uma mulher decidida, de personalidade, boa índole, de respeito, carisma e talento únicos. Ela já era linda, mas o mais importante: tinha também beleza interior. No coração e em pensamentos, ela guardava os mesmos anseios que os meus. O desejo de construir uma família e respeitá-la. Nosso esbarrão de Carnaval deu muito certo.

Thais nasceu para ser mãe! Sua entrega, dedicação, amor, cuidado, atenção e vontade de ser cada dia melhor para nossos pequenininhos são impressionantes. Mulher incansável!

Aqui ela conta um pouco dessa experiência, nesses poucos anos vivendo o melhor momento que um ser humano pode viver: o de ser mãe.

Tenho certeza de que você vai curtir essa humilde e amorosa fase da nossa família. E quero agradecer a todas as pessoas por torcerem, de verdade, por nós, nossos filhos e minha esposa maravilhosa! Agradeço pelas orações e pelo carinho.

Divirtam-se. Thais fez este livro com muito amor!

Michel Teló

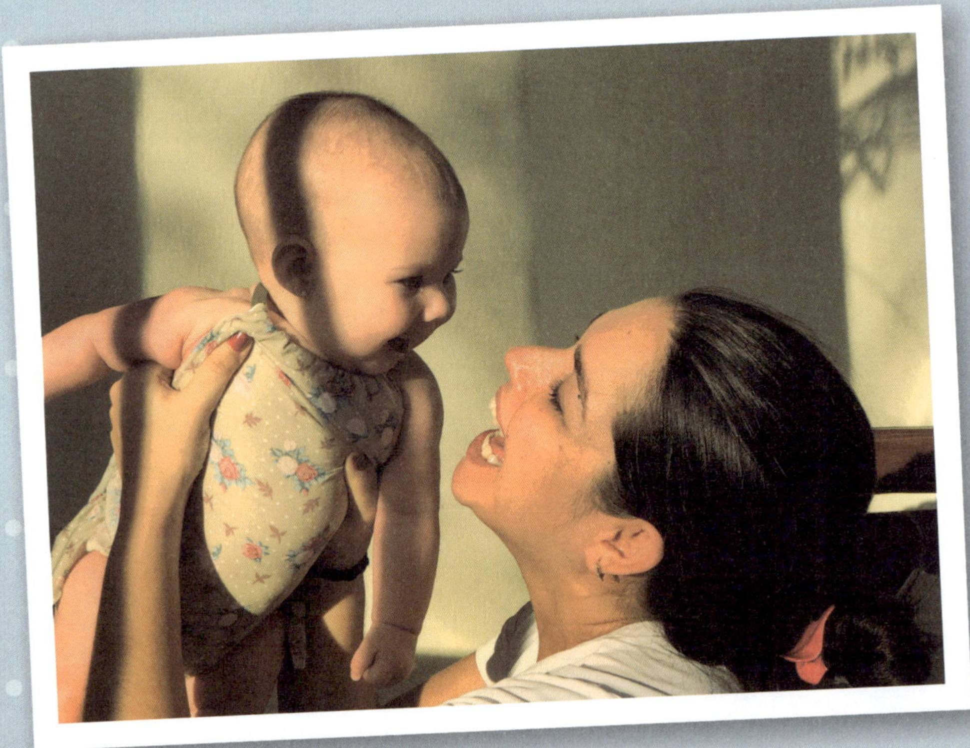

Melinda aos 4 meses. Minha linda, nossa linda.

1

Sonho que se sonha junto

Em agosto de 2015, quando ainda estava gravando a novela *Escrava Mãe*, contei para o Michel um segredo que eu guardava havia um ano. Era um sonho. Um sonho que tive na época em que fizemos a troca do sapatinho. Esperava o momento certo de contar aquilo que tinha anotado no bloco de notas do celular. Sete letras que mudariam a nossa vida para sempre.

Quando ligo para o celular do Michel, o nome que aparece para ele é Linda Minha. Ele nunca me chamou assim, mas, desde sempre, esse é o meu codinome na lista de contatos dele. Esse dado é importantíssimo para entender o que aconteceu em uma noite em 2014, quando tive um sonho, no mínimo, curioso. Na época, conversávamos sobre gravidez, casamento, foi uma época intensa, portanto nada mais natural que sonhar com isso. No sonho, o Michel estava ajoelhado e conversava com uma menininha sentada em uma cadeira baixa. Eu o via, mas não via o rostinho da criança, e ele dizia: "Filha, o papai vai viajar e você cuida da mamãe, tá bom? Você se comporta? Não esquece, a mamãe é a 'linda minha', e você é a 'minha linda'". Ela respondia com uma vozinha gostosa: "É, papai, Melinda, minha linda".

Acordei desse sonho no meio da madrugada e, por um momento, pensei que estivesse grávida. Estava meio confusa e surpresa, até. Nunca tinha pensado nesse nome, não conhecia ninguém que se chamasse Melinda, nenhuma amiga da escola, nenhuma boneca, não sabia nem se Melinda era nome, kkkkk! Anotei no bloco de notas do celular, sem fazer mais nenhuma referência, apenas para não esquecer a palavra.

Ao ouvir a história do sonho, um bom tempo depois, o Michel respondeu de imediato que aquele seria o nome da nossa primeira filha. Comentei que não era preciso, que poderíamos pensar mais. Ele sentenciou: "É Melinda. Você vai engravidar, vai vir uma menina, e o nome dela será Melinda, certeza!". Gosto muito dessa história porque ela mostra como esse nome surgiu de nós dois. Uma atitude dele que despertou um sonho em mim. Não um desejo só da mãe ou do pai, mas de ambos. Desde aquele dia, nunca nos referimos a ela como "o neném". Esse neném sempre foi Melinda mesmo antes de sabermos que estávamos "grávidos".

Tínhamos uma certeza inabalável, ou quase. Quando viajamos para Miami, no *réveillon* de 2015 para 2016, houve um breve momento de dúvida. Era o comecinho da gravidez, feriado em quase todo o mundo, e o resultado do exame que investiga o sexo do bebê não havia saído ainda. De repente, topamos com um exame de farmácia que prometia revelar o sexo em minutos. Compramos no ato, claro! Nem que fosse pela farra. Nunca pensei em esperar o parto para saber o sexo do bebê – acho legal quem consegue esperar, minha mãe esperou, mas confesso não ter maturidade para isso. Queria chamá-la pelo nome desde a barriga, queria saber logo! Ou melhor, queria confirmar. Fiz o tal exame – basicamente, uma análise da urina, como nos testes de gravidez –, e ele foi ficando azul, azul, até que apareceu "It's a boy!" (É um menino!). O Michel não acreditava. "Mas não era uma menina? A gente tinha tanta certeza de que seria uma menina", kkkkk. Não ficamos tristes, mas com certeza confusos. Celebramos o bebê que viria e nos demos conta de que aquele teste parecia um pouco duvidoso, kkkk. Quando voltávamos para o Brasil, alguns dias depois, ainda dentro do avião, tivemos acesso ao resultado da sexagem, que confirmou o que no fundo já sabíamos: Melinda estava a caminho. Minha linda, nossa linda.

2

Em cinco minutos a vida pode mudar

— Marquei uma drenagem para amanhã às sete da manhã.

— Mas às sete horas de uma segunda-feira? Jura?

— É uma drenagem diferente, com um aparelho novo, só tinha esse horário, então, entre fazer muito cedo e não fazer, eu prefiro ir, tá tudo certo.

Mentira, não tinha drenagem nenhuma. Era domingo à noite, e o Michel tinha chegado de viagem. Eu tinha acabado de fazer três testes de farmácia – sim, na dúvida, fiz três. E ainda fiz um quarto na manhã seguinte – porque ficar na dúvida não é comigo! – e descobri que estava grávida. Queria tanto contar para ele! Mas, mais ainda, queria fazer o exame de sangue logo pela manhã para ter a certeza do positivo antes de anunciar essa novidade tão desejada por nós. Não queria que o Michel se frustrasse caso o exame do laboratório desse negativo! Queria estar 100% certa da gravidez para contar para ele. Então, naquela noite, tive de me segurar. E atuar. Inventei que estava cansada, que faria drenagem às sete da manhã e que precisava dormir cedo. Que nada! Estava eufórica e não queria conversar, com medo de não aguentar guardar o segredo. Tentei fingir calma até ele dormir. Quando o Michel finalmente pegou no sono, é claro que voltei ao modo ansiosa. Naquela noite, não consegui dormir de jeito nenhum! Ele achou tudo muito estranho.

A notícia veio no início de dezembro de 2015, nosso terceiro mês de tentativas de engravidar. Bem antes disso, tínhamos liberado a pílula e aderido ao método da tabelinha, para que o corpo respondesse melhor quando chegasse a hora certa. Eu estava gravando uma novela, e as tentativas planejadas começaram em agosto, três meses antes do fim das gravações. Não podia ter sido mais perfeito!

Ter um filho era algo que eu e o Michel queríamos muito – eu, especificamente, sonhava com isso desde criança; era do tipo que afirmava que seria mãe com 18 ou 20 anos, bem nova. Mas confesso que, aos 30, não tinha tanta certeza de que aquele era o momento certo, ainda com pouco tempo de casada. Eu e o Michel nos conhecemos em 2012 e fomos morar juntos em agosto do ano seguinte, depois de uma viagem ao Japão. Em abril de 2014, no dia do meu aniversário de 30 anos, ele me pediu em casamento e marcamos a data para outubro do mesmo ano.

O Michel queria tanto ter filhos que, um mês antes do pedido de casamento, não aguentou a ansiedade e fez algo muito legal. Morávamos em um apartamento e já tínhamos o plano de construir nossa casa e nos casar. Ele chegou com um presente em mãos. Eram sapatinhos de bebê, vermelhos, que ele me daria em troca da cartela de pílulas anticoncepcionais. Adorei a surpresa, ter filhos sempre foi meu sonho, mas disse que aquele não era o momento, pois estávamos com planos de nos mudar, tínhamos uma obra e – mal sabia eu – um casamento a caminho. "Não precisa ser agora, mas você para de tomar a pílula? A gente vai fazer uma troca para a vida toda", foram as palavras dele. Claro que sim, foi a minha resposta, selamos ali esse acordo! Foi muito significativo jogar a cartela fora. E, nossa, foi fofo demais o nosso combinado. Estávamos construindo uma casa, com direito a casa na árvore no jardim, que tinha até um quarto não decorado, propositalmente, para a chegada de um bebê. Como já tínhamos esse plano, adotamos a tabelinha e deixamos o desejo de engravidar para depois do casamento, até porque queríamos curtir a casa nova, que era onde faríamos a cerimônia e onde moramos até hoje. Por que atropelar eventos tão marcantes? Sou intensa e queria viver cada um deles unicamente.

Enfim casados, o Michel logo voltou com a ideia de aumentarmos a nossa família (sim, aumentar, porque família ele sempre disse que já éramos). Foi aí que bateu a insegurança. Estava achando tudo tão rápido – mudar de casa, casar e engravidar, tudo de uma vez só – que ainda me perguntava se os papéis de marido e mulher já estavam estabelecidos a ponto de ocuparmos um outro importante, o de pai e mãe. Conversávamos muito. Enquanto eu pensava sobre o tempo das coisas, o Michel tinha toda a certeza do mundo e dizia: "Pra que esperar?". Eu questionava: "E o casal, Michel, como fica? Será que não é hora de curtir mais, antes de se transformar em uma família?". Ele me corrigia: "A gente quer ter filhos; família a gente já é". E olha que merecíamos mesmo o título de família. Lutamos para ficar juntos. Quando a gente quer muito, faz dar certo, não é? Sempre batalhamos demais para ter nossos momentos. Quando nos conhecemos, eu estava gravando a novela *Vidas em jogo* e morando no Rio, enquanto ele morava em São Paulo e fazia uma média de trinta shows por mês aqui no Brasil e no exterior. Imagine só!

Ainda na tabelinha desde o episódio do sapatinho vermelho, viajamos para a Europa em lua de mel, em janeiro de 2015. Tinha certeza de que voltaria grávida. Foi meio frustrante: menstruei na última semana da viagem, logo em Veneza, tão romântica. Na volta, em fevereiro, fui convidada para fazer a novela *Escrava mãe*. Fiquei desapontada, pois teríamos de adiar as tentativas. Mas, de certa forma, isso me ajudou a confirmar ainda mais a vontade de ser mãe. Esse tempo foi importante para conversarmos mais e amadurecermos o assunto; para estabelecermos nosso relacionamento como casal e confirmar que, sim, estávamos preparados para, além de marido e mulher, sermos pai e mãe. Quando agosto chegou e soubemos que a novela terminaria em novembro, o Michel me convenceu de que a barriga não seria um problema, pois, mesmo que engravidasse de primeira, ela não ficaria evidente até o fim das gravações.

Oba, liberamos! Certo? Mais ou menos. Em vez de relaxar, fiquei meio nervosa. À medida que o tempo passava e a notícia da gestação não chegava, passei a contar cada dia do ciclo para não perder o período fértil e achava que esse acerto dependia totalmente de mim, por isso me cuidava até demais. Olhando em retrocesso, vejo que era pura ansiedade: foram apenas três meses, prazo considerado super-rápido para quem está tentando engravidar.

Um dia, senti uma intuição forte, que me dizia que havíamos conseguido. Lembro de ter feito uma coisa engraçada após uma de nossas "tentativas": colocar as pernas para cima. E falei para o Michel: "Acho que rolou". Continuei: "Engraçado, me sinto diferente". "Será?", ele disse, pondo a mão sobre a minha barriga. E começou a cantar: "Tem anjos voando neste lugar, no meio do povo, em cima do altar, subindo e descendo em todas as direções...". Eu vinha cantarolando muito essa música, pedindo a Deus para trazer o nosso anjinho. Ou, melhor, nossa anjinha. Outra coisa que sempre soube é que o nosso primeiro filho seria uma menina. Na verdade, sempre achei que teria uma menina e, depois, dois meninos. Assim mesmo: três (!) filhos, mas, por enquanto, são só os dois mesmo, Melinda e Teodoro, kkkkk. Minha duplinha! E está maravilhoso, melhor coisa do mundo!

Minha personagem em *Escrava mãe* era muito má. Naqueles dias, em que ainda não tinha certeza da gravidez, colocava a mão sobre a barriga e falava com a bebê, meio escondida de todos. "Olha, se você estiver aí dentro, a mamãe é atriz, tá? Não fique preocupada. Não estou brava nem com raiva. É só que a mamãe tá fazendo uma cena, interpretando; quando você for maior, vai entender". Me divirto imaginando o que os outros pensavam de mim; eu sempre com a mão na barriga, como se estivesse com dor de estômago – ou gases! Mas para mim era importantíssimo falar aquilo para ela, e fico muito feliz por ter recebido essa luz. Sentia que a Melinda estava aqui.

A sensação era tão forte que, mesmo antes de descobrir a gravidez, já me comportava como gestante. Uma gestante iniciante... Dias depois desse episódio das pernas para cima e com as gravações já encerradas, fui curtir um passeio de bicicleta com a minha irmã, em São Paulo. Paramos para comer uma feijoada, e ela sugeriu que tomássemos uma caipirinha. Recusei prontamente. "Vai que estou grávida? Depois vou me sentir muito culpada." E, de fato, a Melinda já estava mesmo dentro de mim, embora eu ainda não tivesse a confirmação.

Na sequência, aconteceu algo parecido no Rio de Janeiro. Fui para lá com uma sensação diferente. Almoçando com o Michel e os meus pais, tomei um susto. "Não acredito, um mosquito me picou", eu deixei escapar. O Michel não entendeu o alarme: "Mas o que é que tem?". Respondi: "Vai que estou grávida?". Por dentro, pensava: "Não acredito, estou grávida, não podia ter sido picada por um mosquito de jeito nenhum, dei mole no auge do zika! De agora em diante, só saio de manga comprida". A intuição não falhou: eu estava, sim, esperando um bebê, o que descobriria poucos dias depois.

A DESCOBERTA

Naquele domingo em casa, fiz três testes de farmácia e deixei um quarto para fazer na manhã da segunda-feira, antes de ir para o laboratório, porque sempre ouvi dizer que a concentração de hormônio na urina é maior nesse horário. Todos acusaram o positivo. A cabeça fervia de emoção, meu coração disparou, fiquei com aquela cara de surpresa, me faltou o ar e pensei: "Ok, e agora? Por onde começo?". Já tinha ouvido falar sobre esse efeito meio contrário à euforia, e foi assim mesmo. Entendi que a descoberta da gravidez, tão esperada e desejada, pode ser um momento muito solitário.

Eu não queria contar para o Michel que "achava que", mas, sim, que tinha certeza da gestação. Como eu queria que o pai fosse o primeiro a saber, tinha uma informação preciosa nas mãos, mas não podia falar nada para ninguém, nem para minha mãe, que é a minha melhor amiga. Foi solitário e, ao mesmo tempo, não foi. Logo passei a achar o máximo ser um momento tão nosso, tão da mãe e do bebê, tão gostoso ter esse segredo só para nós por algumas horas.

SER FAMOSA: APENAS UM PEQUENO DETALHE

A fama, nessas horas, não ajuda muito, kkkk! Na farmácia, quando fui comprar os testes, coloquei uma série de produtos na cestinha e fiz aquela cara de "ai, olha esse teste aqui, vou levar...". Sabe uma compra despretensiosa, só que ao contrário? Só de lembrar me dá vontade de rir, mas não queria levantar suspeitas, afinal hoje em dia todo nós podemos ser *paparazzi* em potencial, kkkk. No laboratório, fiz o cadastro e esperei me chamarem. Tentei disfarçar o tempo todo, com receio de que alguém fotografasse e postasse nas redes sociais – imagine se o Michel soubesse da notícia pela imprensa e não por mim? "Thais Teló!", chamou a enfermeira, bem alto. E eu: "Ah, que ótimo, moça, chama um pouco mais de atenção aí!", kkkk. Não, eu não falei nada disso, mas pensei. Que sufoco! Enfim, deu tudo certo, e, obviamente, ninguém tinha como saber que eu faria um teste para detectar gravidez. Saí de lá com o curativo no braço e, para não levantar suspeitas – tinha saído para "fazer uma drenagem", lembra? –, enrolei mais uma horinha na rua, até dar o tempo certo de o Michel acordar e sair, pois ele tinha um compromisso profissional.

Fiz isso porque não teria como explicar um curativo de exame se eu tinha ido fazer somente uma drenagem, né? Kkkkk. Para você entender meu esforço para guardar esse segredo!

Passei o dia inteiro acessando o aplicativo do laboratório no celular. À tarde, não fazia cinco minutos que havia checado e resolvi conferir de novo. "Tudo bem, de cinco em cinco minutos a vida pode mudar", me desculpei mentalmente. Estava chegando em casa, ainda no trânsito. E não é que mudou? Positivo!

Lembro de repetir para mim mesma, como um alarme de incêndio: "Isso não é um ensaio. Isso não é um ensaio. Isso não é um ensaio. Eu estou grávida. Eu estou grávida". Queria viver todo aquele momento, sentir o cheiro, ver como o dia estava, ouvir os sons, absorver o lugar, tudo! Eu estava radiante, muito feliz, meu sonho estava se realizando. Queria gravar na memória exatamente como eu me sentia.

A SURPRESA

Então, em plena segunda-feira, feliz da vida com meu positivo em mãos, liguei para o Michel e disse que queria jantar em casa, que faria uma fondue – a gente adora fondue, foi num restaurante que serve esse prato que falamos pela primeira vez sobre ter filho (falamos a sério, como um plano), ainda namorados. Fiquei arquitetando: conto logo que ele entrar em casa? Espero? Não queria contar e depois ter de esperar que ele fosse tomar banho para só então comemorarmos. Quando ele chegou, sugeriu que jantássemos logo, porque estava com fome, mas consegui convencê-lo a ir primeiro para o banho, assim a gente não precisaria

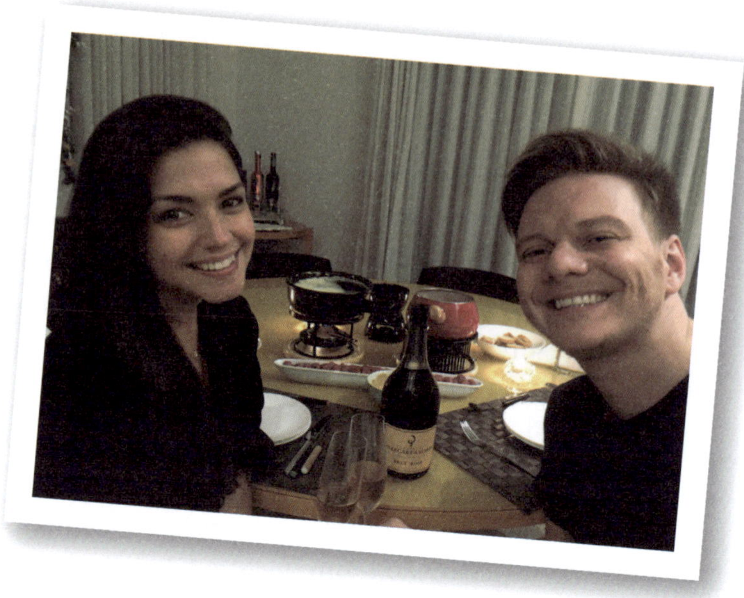

Fondue e brinde (só para a foto), acompanhados da melhor notícia do mundo: "Eu tô grávida!".

interromper as comemorações – mas sem dizer que era uma comemoração, claro.

Desde o dia em que ganhei o sapatinho vermelho, tive a ideia de comprar um pingente com pezinhos gravados, para a hora da revelação – esperava a minha vez de fazer uma surpresa. Entreguei assim, displicentemente. "Olha só, fui comprar um brinco para mim e achei legal isso aqui, comprei para você, tomara que goste." Tinha uma expectativa enorme sobre esse momento. O Michel é muito ligado à família e muito carinhoso, além de desejar tanto a paternidade. Portanto, pesou para mim o fato de ser a responsável por dar aquela notícia. Queria que fosse mágico, à altura do que ele merecia ou esperava. Pensava até em como diria a tão sonhada frase; seria "Você vai ser pai" ou "Eu tô grávida"? Ensaiei várias vezes para ver qual seria a melhor. Escolhi a última, que disse assim que ele abriu a caixinha do pingente. Nunca vou esquecer a reação dele. A expressão no olhar, um brilho que até então eu nunca tinha visto, a sobrancelha levantada, um suspiro de quase faltar o ar. O Michel não é do tipo que grita "Não acrediiitooo!" – essa seria eu. Ele se emocionou e chorou, e olha que é difícil fazê-lo chorar. Foi a primeira vez que vi aquela expressão, muito única. Logo subi a blusa e mostrei a barriga, em que estava escrito de batom: "Papai, cheguei". Foi ele quem teve a presença de espírito de fazer fotos desse momento, juntando tudo, sapatinhos, pingente, o resultado do exame. Jantamos e comemoramos, mas as surpresas não terminaram aí. Na hora de dormir, ele levantou a colcha e... tinha uma roupinha de bebê embaixo. E, quando acordou, foi surpreendido pelos sapatinhos vermelhos ao lado de suas pantufas. Sabe quando uma coisa tão boa e desejada acontece, então você acorda no dia seguinte e sorri apenas por lembrar que é verdade? Naquela manhã foi assim. Ele até verbalizou: "É verdade mesmo!". Achei muito fofo: o Michel queria muito viver o momento do teste de farmácia para vermos juntos o resultado, que agora já sabíamos que não seria frustrante. Pra já: lá fui eu fazer xixi novamente...

Como eu já disse, sou intensa. Até para contar aos avós teve surpresa. Era dezembro, já perto do Natal. Fomos ao Rio de Janeiro, onde moram meus pais, e entregamos uma foto em que eu aparecia com a mão na barriga e com este texto escrito no verso: "Vovô e vovó, prometo que ano que vem já vou estar aqui para dar um abraço de Natal". Foi uma cena engraçadíssima, porque eles não entenderam de cara. E a gente não entendeu o fato de eles não entenderem, kkkkk! Ficamos com aquela cara de "Como assim, gente?". O Michel salvou a pátria: "Ela está grávida!". Surpresa, gritos, abraços e risos gerais. Na sequência, fomos para Campo Grande, no

Mato Grosso do Sul, onde moram meus sogros. E, por via das dúvidas, fomos logo anunciando junto com a entrega da foto: "Estou grávida!". Vai que, né? Kkkkk.

Nem imaginávamos que a descoberta de uma gravidez seria o início de uma aventura praticamente dupla! Melinda chegou ao mundo em 1º de agosto de 2016. E menos de um ano depois...

EU + CAROL AMBROGINI

O INÍCIO DA GRAVIDEZ

Nesta entrevista, a dra. Carolina Ambrogini tira dúvidas específicas da gestação, ainda mais para quem é grávida de primeira viagem. Ela é médica ginecologista, obstetra, sexóloga, palestrante e colunista, além de coordenadora do Projeto Afrodite, do Departamento de Ginecologia da Unifesp.

Depois de uma tentativa de engravidar, em quantos dias o teste de farmácia pode acusar o positivo?
O teste de farmácia demora catorze dias para positivar depois da fecundação. Portanto, antes de duas semanas, nem vale a pena checar. O exame de sangue detecta um pouco mais rápido, em torno de dez a doze dias depois da fecundação.

Como se lê o exame de sangue de laboratório, que faz a contagem hormonal, sem o famoso "positivo"?
Os números assustam mesmo. Eles representam a contagem do hormônio Beta-HCG, e a interpretação depende do valor de corte. Esse valor aparece no laudo, então basta segurar a ansiedade, ler corretamente o número e checar o gabarito: se for maior que o número de referência indicado ali, é positivo; se for menor, o resultado é negativo.

Depois de quantas tentativas frustradas de engravidar naturalmente uma mulher deve procurar aconselhamento para questões de fertilidade?
Essa indicação depende da idade. Nas mulheres com menos de 35 anos, orientamos aguardar um ano. Nas mulheres com

mais de 35, aconselhamos tentar por mais seis a nove meses e só então averiguar.

Assim que se descobre grávida, a mulher logo deve procurar o obstetra? Ou pode esperar algum tempo?
É bom procurar imediatamente, ainda mais se for a primeira gravidez. Nessa consulta, o obstetra transmite orientações importantes sobre o que ela pode ou não fazer, desde a alimentação até exercícios físicos, sem falar de remédios, repelentes, cosméticos em geral – de cremes para o corpo a tinturas capilares. É também um importante encontro para que a mulher ou o casal tirem dúvidas. Se for a segunda gravidez e a gestante já souber todas as orientações, é possível marcar a consulta com sete semanas, que é quando se pede a primeira ultrassonografia.

Quantos exames são pedidos ao todo no pré-natal? Para que servem?
Em geral, pedimos hemograma, dosagem de ferro, hormônios tireoideanos, vitamina D e sorologias (sífilis, hepatites, HIV, toxoplasmose) uma vez a cada trimestre. As ultrassonografias são variadas; em geral, pede-se uma primeira com sete semanas; o morfológico com medida da translucência nucal (que detecta síndrome de Down) com doze semanas; um morfológico com 22 semanas e outros com 28, 34 e 37 semanas. A quantidade e a periodicidade de exames podem variar de acordo com resultados prévios e com possíveis novas queixas da gestante.

Existe margem segura entre uma gestação e outra?
Existe um consenso de que o ideal é esperar um ano entre uma gestação e outra. Nesse período, o organismo vai se

recuperar melhor da gravidez anterior. Também é preciso levar em conta que a amamentação sobrecarrega a mulher.

Em quanto tempo é possível descobrir o sexo do bebê?
Pelo exame de sexagem, a partir de oito semanas. Pela ultrassonografia, com quinze semanas.

A partir de quanto tempo depois de dar à luz a mulher volta a ovular e menstruar?
Depende muito de mulher para mulher, não existe um tempo estabelecido. E também depende do ritmo da amamentação. Geralmente, quem faz amamentação exclusiva não ovula, mas há muitas exceções. Se a amamentação não for exclusiva, o ciclo costuma voltar mais cedo. É uma questão de organismo.

DICA DA TATÁ

♥ Mesmo em meio à emoção do resultado positivo, vale registrar o momento. Lembre-se de fazer uma foto do exame, dos rostinhos contentes dos pais...

3

Foi um grito só!

Quando estava grávida da Melinda, fiquei internada por uma semana. Nada relacionado especificamente à gestação. O problema, inesperadamente, foi desencadeado por uma tortinha de espinafre que comi quando voltávamos de uma viagem a Portugal. Com a frequência dos deslocamentos de trabalho do Michel, desde o começo do relacionamento, costumamos aproveitar os passeios até o último segundo. Chegamos em uma quinta-feira pela manhã, e no mesmo dia à noite ele já partiria para um show. Assim que pousamos em São Paulo, senti que alguma coisa não ia bem.

O dia seguiu com muitos vômitos e muita dor. O Michel ficou bastante aflito: eu não tinha vomitado uma única vez desde o início da gravidez, o período dos enjoos já tinha passado, não fazia sentido que eu estivesse tão mal. Ele viajou à noite, e eu, que gosto de ser cuidada, mas não gosto de drama, senti que seria preciso pedir ajuda. Minha irmã, que estava em um período superintenso de trabalho, rapidamente modificou toda a agenda e foi para a minha casa. Minha mãe, a pedido do Michel, deixou tudo no Rio e também correu para São Paulo assim que pôde. Diante do quadro, a médica que acompanhava o pré-natal achou melhor me encaminhar para o hospital. Sempre comi espinafre, sem nenhum problema sequer, para justo nesse momento desenvolver intolerância, o que me levou a passar os próximos seis dias internada.

Eu estava bem, mas era preciso observar, acompanhar os batimentos da Melinda, me manter hidratada. Me lembro de que, nessa época, o Michel fazia um show atrás do outro. Imagine a preocupação de alguém que precisa estar fora da cidade, com a esposa grávida da primeira filha e hospitalizada. Durante o período de internação, ele chegava pela manhã em São Paulo, passava o dia comigo e pegava o voo do fim da tarde para fazer o próximo show. Grávida de seis meses, internada, com remédio na veia. Foi um susto!

Foram exatamente desses dias que me lembrei ao sentir uma dor esquisita na barriga, quando a Melinda já tinha uns 2 meses. Será que a intolerância, que só se manifestara na gravidez, tinha voltado? Não era só a dor, já conhecida, que me causava estranheza. O retrocesso nos resultados dos treinos da academia também. Eu vinha, aos pouquinhos, abotoando a cinta que usava para malhar cada vez mais apertada. Naquela semana, precisei voltar um botão. Era como se a reeducação alimentar e a ginástica estivessem fazendo o efeito contrário. O inchaço era aparente, e a dor, forte.

Poderia ser sinal do cansaço do puerpério? Claro que sim... Fato é que a gente já sabia que queria um segundo filho e que o intervalo entre a idade das crianças fosse curto, mas... não imaginávamos que daria tão certo! Kkkk. Enquanto eu planejava estar no início da próxima gravidez no primeiro aniversário da Melinda, o Michel achava que poderia ser antes. Fazíamos mil contas: "Que tal seis meses? Três meses de tentativas mais nove de gestação. Que tal quatro, oito?". Enquanto a matemática rolava, jogamos a sorte para o universo, resolvemos não evitar, deixar liberado. Seria bem-vindo quando chegasse, e, no mais, não havia nada com que se preocupar, eu ainda estava amamentando, a menstruação nem tinha regularizado, o corpo voltava aos poucos. Que nada!

"Michel, eu tô grávida", eu repetia, antes de ter qualquer certeza. "Thais, não viaja!" Viajei. Precisei ir ao Rio e, antes da viagem, telefonei para a minha mãe, como quem não quer nada. Para não levantar suspeitas na farmácia, pedi que ela comprasse uns testes de gravidez. Na minha tentativa de fingir displicência, comentei que todos os testes que tínhamos comprado para a Melinda já tinham acabado e que seria interessante já ter os testes em casa para quando as tentativas do segundo bebê começassem... "Quantos exames?" "Ah, uns dez", kkkkk.

Embora o Michel tivesse me pedido para fazermos o teste juntos, pensei que o horário mais acertado para confiar no resultado seria pela manhã. Estava nervosa, não tinha dormido direito, havia acordado antes de amanhecer. Pé ante pé, caixinha na mão, direto para o banheiro. Na hora em que vi o 3+ indicando o positivo, foi um grito só: "Michel!".

Ele chegou correndo ao banheiro, e eu estava com o exame na mão. "Você tá grávida, eu não acredito! Que maravilhoso, estou muito feliz!", foi a reação dele. Queríamos muito receber aquela notícia, não estávamos evitando um

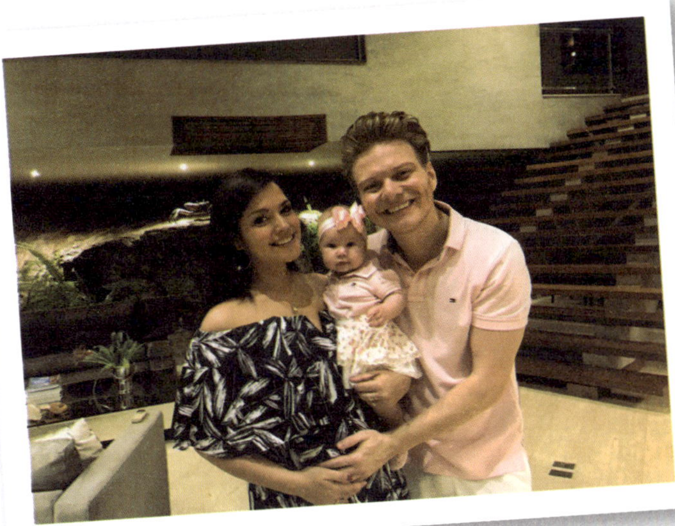

Eu, Michel, Melinda e Teodoro a caminho: olha como ela ainda era bebezinha!

segundo bebê, mas nunca poderíamos imaginar que seria tão rápido. Depois de muito "estamos grávidos de novo", entramos em uma espécie de transe. Melinda ainda estava com 2 meses e meio. Quando o neném nascesse, ela não teria nem chegado ao primeiro aniversário. Mais contas, mais matemática, outro susto! Não o susto de estar grávida, mas da proximidade. Eu me perguntava se aquela gestação era segura para o meu corpo e, principalmente, para o bebê. De fato, precisei ser observada mais de perto durante todo o período em que o Teodoro esteve na minha barriga. Não era uma gestação aconselhável – clinicamente falando –; o certo teria sido esperar mesmo um ano. Precisei estar mais atenta ao peso, a barriga não podia pesar demais por causa do útero.

Nossa euforia se misturava à preocupação com a logística de ter dois pequenininhos em casa. Ao mesmo tempo, havia também uma curiosidade. Eu não sabia nem por onde começar. Como seria montar o enxoval, comprar outro berço, passar por uma segunda barriga, um segundo parto? Como?

Tínhamos vivido tudo isso havia menos de um ano! Tudo correu bem, mas não sem emoção. E bota emoção nisso. Era um sonho bom demais de viver novamente. Estávamos diante da experiência de receber um novo bebê tão desejado na nossa família. Sim, a família cresceu, e cresceu rápido. Nosso Teodorinho estava a caminho.

EU + CARLA DELASCIO

CHEGOU A HORA DO PARTO

Carla Delascio, ou doutora Carla, como a chamo, é minha querida obstetra, que me orientou nas duas gestações e fez os partos da Melinda e do Teodoro. Não poderia escrever este livro sem a participação dela. Nesta conversa, aproveitei para tirar dúvidas sobre o parto, principalmente.

Como identificar e diferenciar as contrações de parto e de treinamento?
As contrações de parto são geralmente dolorosas e ritmadas. A gestante apresenta em média três contrações fortes em um intervalo de dez minutos. Além disso, são contrações capazes de causar modificações estruturais no colo uterino, o que pode ser avaliado pelo obstetra durante o exame de toque. Já as contrações de treinamento, chamadas de Braxton Hicks, são indolores e espaçadas, muito frequentes no terceiro trimestre – ao longo do dia, a paciente pode apresentar de dez a quinze dessas contrações fracas. Elas servem para ajudar a posicionar o bebê corretamente e para preparar o colo do útero.

Se a bolsa rompe, mas não há contração, é preciso recorrer à cesárea?
Se a vitalidade fetal estiver boa, não é necessário recorrer à cesárea. Pode-se induzir o parto se a gestante já estiver com mais de 37 semanas.

O que caracteriza um parto humanizado? A cesárea também pode ser humanizada?

O parto humanizado é um conjunto de práticas e procedimentos que buscam readequar o processo de parto dentro de uma perspectiva menos medicalizada e hospitalar; uma visão mais acolhedora, respeitando as decisões da mãe. Portanto, a cesárea também pode ser humanizada.

Quais as implicações do ganho excessivo de peso para o parto?

O ganho de peso excessivo pode desencadear inúmeras alterações maternas e fetais, como diabetes gestacional e fetos macrossômicos, ou seja, muito grandes para a idade gestacional. A condição pode ocasionar complicações no parto por conta da desproporção entre o tamanho do feto e a bacia da mãe. Além disso, aumenta o risco de hipertensão arterial e de distúrbios metabólicos maternos e fetais.

Quais cuidados a mulher deve tomar depois de um parto normal ou de uma cesárea?

Manter uma boa alimentação, hidratar-se bastante, ter sempre que possível o apoio de familiares, além do cuidado e da atenção com a amamentação. Se houver, as incisões de cesárea ou de episiotomia — incisão ampliadora realizada no períneo materno durante o período expulsivo do trabalho de parto, com o objetivo de facilitar o desprendimento fetal, ampliando o canal de parto — também precisam de cuidado extra no pós-parto.

4

Gestação rima com mão e feijão

Ficar grávida me deixou feliz da vida. Sorria o dia todo... entre uma crise e outra de azia, muito inchaço, vontade de comer feijão, uma dormência estranhíssima nas mãos, muita dor na coluna, ansiedade pré-ultrassom morfológico, uma aplicação e outra de repelente e total pavor de mosquitos!

Acho que a gestação, o parto e a maternidade toda são uma grande sucessão de "ninguém me contou isso" alternado com "isso ninguém me contou", kkkkk. De fato, há bastante coisa para contar, e talvez seja impossível se lembrar de tudo para passar para a frente, alertar as amigas. A barriga (praticamente inalterada!) do pós-parto, por exemplo, foi um susto e tanto. Experimentei outra surpresinha na espera da Melinda. Tive uma espécie de câimbra nas mãos, aparentemente uma ocorrência comum, porque uma veia é comprimida e afeta a sensibilidade dessa parte do corpo. Foi mais desconfortável do que você pode imaginar. No fim da gravidez, era como se eu não sentisse as mãos! E demorou para voltar, viu? A Melinda já tinha um mês e pouco e eu ainda não conseguia abotoar a roupa, colocar um brinco. Nunca tinha ouvido falar nisso.

O inchaço excessivo, mais comum, posso dizer que conheço, pois fiquei enorme na gravidez da Melinda. Ah, e azia, tive muita azia, dessa vez na gravidez do Teodoro. Dormir, no fim da gravidez, foi um problema, por causa do tamanho da barriga e das dores na coluna. Do famoso enjoo, eu escapei bonito! Não tive nenhum.

Confesso que um sofrimento para mim, que não tinha a ver com questões fisiológicas, eram os exames morfológicos. Me sentia muito responsável por aquela vida dentro de mim. Estou comendo direito? Fazendo exercício? Dormindo bem? Passava a semana com aquele compromisso em mente, rezando a Deus, pedindo que Ele permitisse que estivesse tudo certo. Meus pais nos acompanharam em um exame, mas não aos morfológicos; em todos os outros – mas todos mesmo –, fomos nós dois. O Michel não perdeu nenhum, tanto na gravidez da Melinda quanto na do Teodoro. E toda vez era igual: eu saía chorando no carro, agradecendo a Deus por estar tudo bem.

O exame é como uma *checklist*: contagem de dedos, ok; translucência nucal, ok; lábios, ok. Algum problema se o bebê tivesse um dedo a mais ou a menos? Ou se apresentasse alguma trissomia – ou seja, presença de três cromossomos em vez de dois? Ou lábios leporinos? Ou qualquer outra coisa? É claro que não! Ele seria amado da mesma forma. Em um dos vídeos do meu canal, fui extremamente criticada ao confessar esse medo. Acho que essas pessoas não entenderam meu ponto. Veja só: não desejamos saúde o tempo todo? Nos aniversários, natais e demais brindes à vida? Então eu também desejava toda saúde possível àqueles bebês. E não era apenas isso. Minha primeira gravidez aconteceu durante um episódio triste da história do nosso país, a epidemia de zika, em 2016, que afetou tantos bebês. Engravidei no auge do surto, quando havia uma recomendação para que as mulheres não o fizessem. Só se falava em microcefalia, uma das possíveis complicações da doença transmitida pelo mosquito. Essa foi uma questão também na minha segunda gestação.

Consideramos parar com as tentativas. Mas a gente tinha adiado lá no passado porque queria curtir a casa, curtir o casamento; depois precisamos adiar por causa da novela. "A gente vai ter que adiar agora, de novo?", era o que pensávamos. Mal tínhamos liberado para engravidar e, poucos meses depois, só se falava em zika, dengue, chicungunya. Decidimos que não havia como saber quando aquela crise passaria, porque a situação poderia até piorar nos próximos anos (ainda eram casos mais isolados, no Nordeste), e percebemos que não queríamos deixar nosso sonho mais uma vez para depois.

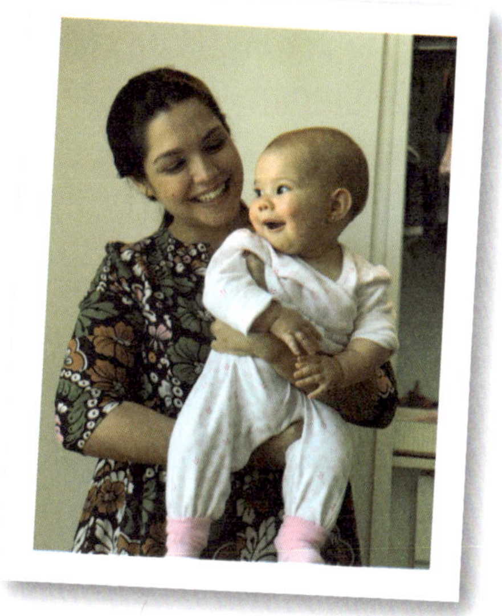

Uma neném no colo e outro na barriga: meus "quase gêmeos".

Meu senso de responsabilidade apitou de novo: depende de mim, e eu preciso triplicar o cuidado. Imediatamente providenciamos telas para a casa toda. Passava repelente o dia inteiro, a cada duas ou três horas. O cheiro me fazia espirrar, mas eu não desistia. Em pleno verão, usava roupa de manga comprida e calça e evitava sair. O Michel tentava me acalmar, dizendo que não era bem assim. "Se acontecer alguma coisa, eu vou me sentir muito responsável; é em mim, é meu corpo, entendeu?", eu dizia. Me preocupei e me cuidei todos os dias, sem exceção.

Quer dizer: houve uma exceção. Conseguimos uns quarenta dias de férias em fevereiro e fugimos do zika indo para bem longe. Fomos para o Camboja, Vietnã, Cingapura e Tailândia. Foi um alívio! Quando voltamos, faltava pouco tempo para a temporada mais crítica de infestação do mosquito acabar – o verão –, e além disso eu já teria passado do primeiro trimestre. Na Tailândia, conheci um dos sintomas da gravidez mais falados: o desejo de comer algo específico. No meu caso, era feijão. Ai, que vontade! E nada de encontrar feijão por lá... Já de volta ao Brasil, e até a Melinda nascer, comi um prato de feijão antes do almoço todos os dias. No final, reduzi a porção de uma para meia concha. Mas precisava daquele gostinho de feijão!

EU + ANA LUCIA BELTRAME

DESCOMPLICANDO OS NOVE MESES

A dra. Ana Lucia Beltrame, obstetra, traz nesta conversa um panorama real-oficial sobre o pode-não-pode da grávida. É um momento de dores, cuidados, incômodos, mas muito especial, também – afinal, gerar um novo corpo dentro de um corpo requer mudanças intensas na nossa engrenagem.

Quais são os incômodos mais comuns da gestação?
Eles são diferentes a cada trimestre. No primeiro, por exemplo, o mais comum são as náuseas e os vômitos, com pico entre a 8ª e a 13ª semanas. O aumento do hormônio Beta-HCG, produzido pela placenta, é o responsável e atinge mulheres que são mais sensíveis a essa alteração, podendo até levar a internação. A dica é fracionar a dieta, ou seja, comer e beber pouco várias vezes ao dia, já que grávidas com estômago muito cheio ou vazio podem ter mais sintomas. Alimentos cítricos, como limão e a laranja azeda, além do gengibre, ajudam muito. Já o que piora a náusea é o jejum prolongado – antes de fazer qualquer coisa, vale comer algo sólido, como maçã ou bolacha de água e sal – e o cansaço. Quem trabalha fora geralmente sente mais náusea no fim do dia. Se puder, vale diminuir o ritmo. Outra queixa frequente dos meses iniciais é a cólica, porque o útero cresce rapidamente no início, e o estiramento dos ligamentos que o prendem à pelve causa dor. Se ela for muito forte, o obstetra pode receitar um antiespasmódico. Urinar frequentemente é outro incômodo, e isso acontece porque a bexiga é comprimida pelo útero e

perde a capacidade de armazenamento. O aumento dos níveis de progesterona nesse período causa o famoso sono e também a diminuição da memória.

Esses sintomas passam, ou diminuem, certo?

No segundo trimestre, considerado o melhor de todos, os sintomas acima costumam passar, sim. A sonolência diminui um pouco, e a barriga ainda não pesa tanto. Não à toa, a gestante fica com disposição total para arrumar quarto e enxoval. Já o terceiro trimestre possui outras características, como as queixas posturais – a barriga faz mudar o eixo de gravidade e pode levar a uma hiperlordose que causa dor. Atividade física adequada e alongamento previnem e diminuem esses incômodos. A mulher também pode sentir dor no baixo-ventre por conta do peso. A gestante que trabalha muito tempo sentada também pode sentir a sobrecarga nos quadris. É comum nessa fase o inchaço nos membros inferiores, porque o retorno sanguíneo fica represado neles e o retorno ao coração fica mais difícil por causa do volume do útero. Nesse caso, drenagem linfática e natação, ou hidroginástica, ajudam muito porque massageiam os tecidos, facilitando o retorno venoso. Insônia é outra queixa. Parece que a natureza nos prepara, já que o bebê acorda a cada três ou quatro horas. Evitar beber muita água uma hora antes de dormir é uma boa prática para que o sono não se altere muito. E ter apoio na barriga, dormir de lado e com o travesseiro no meio das pernas ajuda bastante a acomodar o corpo deitado. Por último, a azia. O crescimento da barriga vai deixando o estômago mais horizontal do que vertical e, além disso, a digestão é mais lenta e difícil: daí a azia. A melhor dica é evitar comer e logo se deitar. Se tiver gastrite ou refluxo, o médico pode receitar um antiácido para evitar tosse crônica.

Além de inchaço e azia, senti uma forte dormência nas mãos durante a primeira gravidez.
A síndrome do túnel do carpo tem a ver com uma área do punho, como se fosse uma faixa elástica contendo nervos e vasos. No fim da gravidez, o inchaço provoca compressão nesses vasos e nervos da mão, principalmente na mão que se usa mais. Depois do parto, essa sensação melhora espontaneamente conforme a mulher desincha. Uma maneira de ajudar, durante a gestação, é usar uma tala na hora de dormir, assim a mão fica reta.

Qual é a orientação a respeito do uso de remédios durante a gestação?
Existem classificações para os remédios: os permitidos e aqueles em que se deve pesar a relação custo-benefício, ou seja, entre a doença e o bem-estar da paciente e do bebê. Seja qual for o medicamento, é preciso consultar o médico antes.

E a questão estética, o que pode e o que não pode?
Existem cremes hidratantes específicos para a gestação. Ureia, amônia e ácido retinoico não podem ser usados, por exemplo. Mas é melhor sempre consultar o obstetra antes, pois o produto pode conter algum componente incomum. Ele também pode orientar sobre a tintura de cabelo. É consenso: tonalizante pode ser usado a partir da 11ª semana; luzes depois da vigésima semana a um centímetro da raiz. Alguns componentes desses produtos podem causar malformação do feto.

Quais outros avisos iniciais você costuma passar para suas pacientes?

Cuidado com a alimentação! A toxoplasmose pode causar danos graves ao feto e é transmitida via verduras cruas e carnes vermelhas malpassadas contaminadas. As mulheres suscetíveis devem comer carne bem-passada e verduras lavadas em casa com solução de hipoclorito. O peixe cru da comida japonesa não transmite a toxoplasmose, mas a questão é que há verduras cruas acompanhando o peixe, por isso é melhor evitar. A grávida é um indivíduo imunodeprimido, ou seja, suscetível a infecções. Melhor consumir apenas queijos pasteurizados, evitar embutidos (salsicha, mortadela, salame, presunto) e tomar muito cuidado com ovo cru, por conta da salmonela, que pode provocar diarreia e vômito e ocasionar desidratação. Por fim, evitar o atum: seja cru ou enlatado, não se deve consumir com frequência, pois contém muito mercúrio. Outra recomendação importante é sobre bebida alcoólica: não existe dose segura, portanto, zero álcool. E sem exagero na cafeína, que pode alterar o fluxo de sangue para a placenta. O ideal é evitar refrigerante e limitar o consumo a duas xícaras pequenas de café por dia, ou um copo de chá-mate.

Os mosquitos são outro ponto de atenção, certo?

Vivemos em um país tropical, com focos de zika. Além de usar repelente, a grávida deve orientar o marido, se for o caso, a usar repelente também, ou camisinha, já que ele pode estar contaminado com o zika, mas ser assintomático. O jeito certo de usar o produto depende da marca e do princípio ativo – o médico vai saber indicar.

E quanto às mulheres que fumam? Alguma dica para que elas consigam parar?

A acupuntura ajuda muito, mas sempre indico o acompanhamento psicológico, pois é muito difícil conseguir parar de fumar sozinha.

5

A mamãe está aqui

Ainda na sala do parto, quando a cortina que permite que a família veja o bebê abriu, a primeira imagem que encontrei, do outro lado do vidro, foi a da minha mãe. O Michel, orgulhoso, segurava a Melinda no colo, e minha mãe se dividia entre o encantamento de conhecer a neta e a preocupação de saber se sua filha estava bem. Ela olhava para mim, que, deitada na maca, recebia os últimos procedimentos do parto, e perguntava apenas mexendo a boca, sem som: "Você está bem? Está tudo bem?".

Estava posta a confirmação do que senti quando ouvi o primeiro choro da Melinda. O amor tem uma capacidade enorme de expansão. Se eu pensava que a amava na barriga, fora dela o amor era muito maior. A experiência de sentir a admiração da minha mãe, dos nossos pais, que agora presenciavam nossa estreia nesse papel, me trouxe a certeza de que aquele sentimento, que já parecia enorme, estava só começando.

Há famílias que optam por deixar o tal visor aberto durante todo o procedimento; eu e o Michel preferimos fazer desse um momento só nosso. Nós, que até então não conhecíamos a cesárea humanizada, experimentamos o que é exatamente a definição do termo. Melinda nasceu ao som da música que escrevemos para ela, a música que ela ouviu durante toda a gestação, na voz do pai. Saiu da barriga direto para o meu colo, mamou até parar, sem pressa.

O Michel me contou sobre a música na viagem que fizemos para a Tailândia, no início da gravidez. Ele tinha ouvido um instrumental, vinha curtindo e planejando a composição. "Comecei uma letrinha, pensei em contar para a Melinda o que desejamos para ela com essa música. Você me ajuda?" Claro que ajudei. Letra pronta, pedimos autorização ao compositor e gravamos no estúdio de casa. Sinto que ouvir a música naquele momento tão mágico que o Michel e eu estávamos vivendo me trouxe um aconchego muito grande.

A presença dele também foi determinante para o parto. Essa era a única condição inegociável para mim. Eu queria muito que o Michel estivesse comigo. E ele também fazia questão de estar conosco não apenas no dia do parto, mas na semana seguinte ao nascimento. Nos organizamos, aguardamos e chegou a hora.

Eu que, desde a notícia do positivo, imaginava como seria o primeiro encontro, pensava se saberia o que fazer, se minha entrega, meu gesto, meu cheiro seriam suficientes para ela, me vi arregalando o olho para enxergar cada detalhe da minha filha. Era como se eu quisesse ver mais do que já estava vendo, como quem tenta reconhecer um terreno. Lembro de já naquele momento ter identificado um traço bem marcante da Melinda: a gengiva que anunciava uma de suas principais características, que é o dente da frente separadinho.

Ali, mesmo banguelinha, já era possível antever seu sorriso inconfundível. Foi um momento tão mágico que chegava a me faltar o ar. Sentia a textura daquela pele tão lisinha, tão fininha, e arregalava o olho de novo, talvez na tentativa de acreditar que aquilo estava mesmo acontecendo.

Dizia, como digo a eles até hoje: "Mamãe está aqui, mamãe te ama", olhando fundo no olho daquele nenenzinho que me retribuía o mesmo olhar atento. Engraçado como sempre tive essa necessidade de dizer o que sinto. E dizer para além das palavras, sabe? Com a expressão, com o olhar. Gosto de ter a sensação de que transpareço o que digo, quero que eles compreendam o tamanho desse amor. Com o mesmo desejo de deixar clara a minha emoção, eu dizia ao Michel: "Olha isso, a gente fez essa pequenininha". Chegavam a me faltar palavras. E como foi tocante ver o amor e a admiração por nós na reação do Michel, que no mesmo momento já dava pistas do superpai que tinha se tornado. Já no quarto, seguíamos dizendo um ao outro: "Espero que a gente esteja preparado para educar, para ter paciência, sabedoria para fazer dela uma pessoa boa". Que Deus nos abençoe sempre nessa caminhada. Quanta responsabilidade!

O parto normal não foi possível; para mim, o importante sempre foi fazer o que fosse mais seguro para o bebê, e por isso partimos para a cesárea. Tudo o que veio na sequência imediata ao nascimento foi uma experiência muito apaixonante e diferente de qualquer roteiro que eu tivesse imaginado durante a gestação. Ter o seu neném sugando no peito, que costumava ser só um peito e agora é capaz de nutrir. Ter o seu neném no colo. Não sei se consigo pensar em outros momentos tão mágicos quanto esses. Assim como posso pensar em poucas esperas tão angustiantes quanto a de voltar para o quarto sem o filho. No parto do Teodoro, já existia a possibilidade – maravilhosa, diga-se de passagem – de sair da sala de parto com o neném no colo agarradinho. No da Melinda, voltei sozinha. Está aí o grande corte de cordão umbilical. Eu me lembro de falar para o Michel: "Segue ela, cuida dela, não desgruda. Eu tô bem, tá tudo bem comigo".

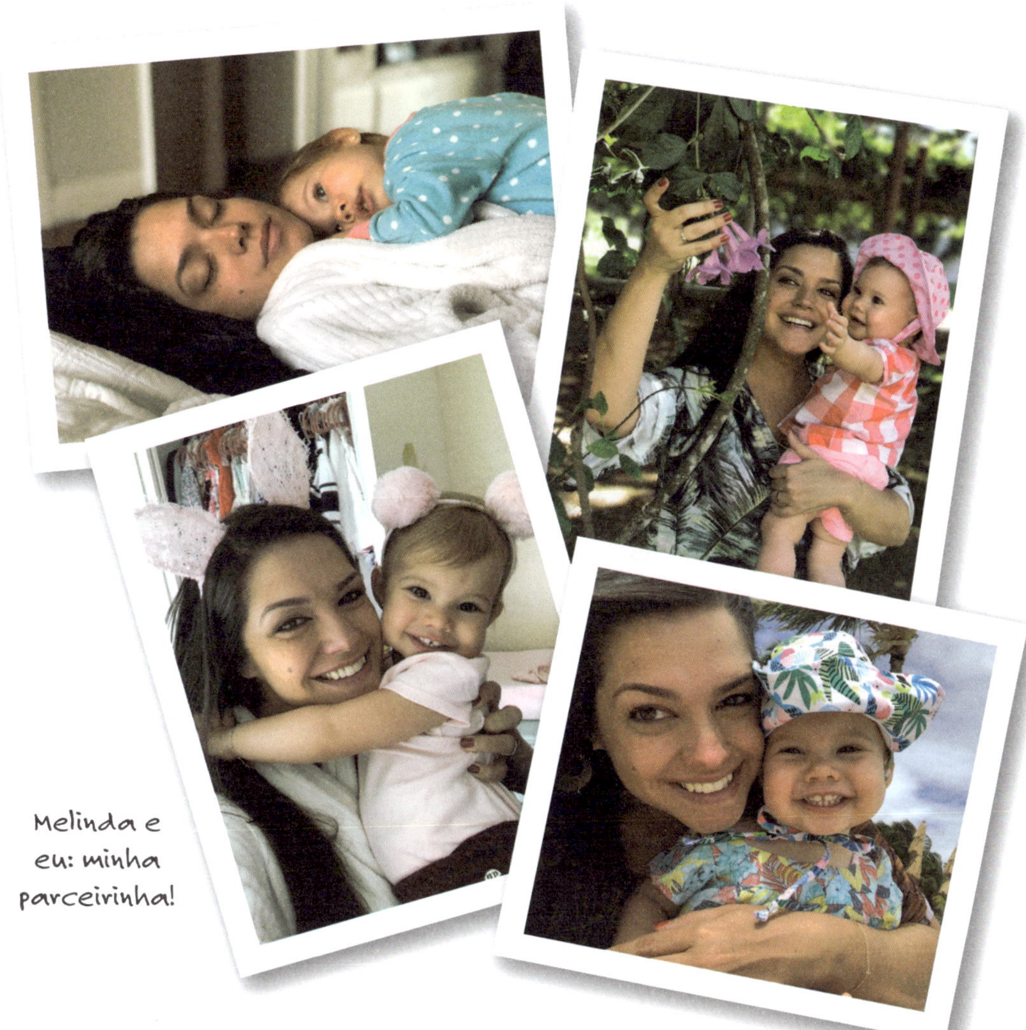

Melinda e eu: minha parceirinha!

6

É hoje!

"Minha barriga fica dura, cresce, eu sinto uma dor nas costas... Pudera, o neném é enorme, deve estar tentando achar posição, ele vai para a frente, empurra a barriga, dá uma dor nas costas. Quando ele se acomoda, fica quietinho. Aí se esparrama de novo. Tá acontecendo isso direto." Essa era eu no churrasco na casa do meu cunhado, na antevéspera do parto do Teodoro.

A chegada do neném era o assunto do almoço de domingo. Conversávamos sobre a possível data do parto. O Michel torcia para que ele nascesse no aniversário da Melinda; já eu defendia que não, que cada um deveria ter o seu próprio dia. Um dizia que gostava do dia 27/7/2017, outro preferia o 8/8. "Queria que também fosse leonino", dizia eu. Todo mundo curtindo a barriga, brincando. O que ninguém se deu conta, nem mesmo eu, era de que o movimento que eu descrevi acima tinha nome: contrações.

O Michel viajaria no próprio domingo para o último show antes da licença-paternidade. Ele havia separado o período para estar conosco tanto na chegada do Teodoro quanto no primeiro aniversário da Melinda. Eu sentia que estava perto. Tinha dito já havia uma semana que estava cansada, queria ficar em casa quietinha – o que não é uma frase comum de ser dita por uma pessoa agitada como eu. E não me faltavam motivos, já que a Melinda tinha começado a engatinhar no sétimo mês da gestação e, um mês depois, dava seus primeiros passinhos, e minha barriga já estava enorme.

Portanto, era mais ou menos isto: o Michel voltaria na madrugada de domingo para segunda, logo depois do fim do show, e antes do almoço iríamos ao pediatra da Melinda, depois a deixaríamos em casa para seguir até o consultório da minha obstetra, a dra. Carla Delascio. A consulta estava marcada, originalmente, para quarta, mas achei importante adiantá-la para segunda-feira, porque queria estar liberada para ficar tranquila em casa, já que não sabia quando o Teodoro chegaria. Meu desejo era cumprir com os compromissos e me recolher para esperar a hora em que ele quisesse vir.

A madrugada de domingo para a segunda foi longa; o avião que traria o Michel a São Paulo teve um problema mecânico, e eu, sentindo as dores da contração (sem saber o que era), recebi a notícia de que ele não chegaria logo em casa, pois teria de organizar outra logística para voltar – e aí é que não consegui dormir nada mesmo. Na segunda-feira, com o Michel já em casa (ele conseguiu chegar pela manhã), levamos a Melinda ao médico, depois da consulta a deixamos em casa e seguimos para a obstetra, como planejado. Só foi preciso uma mão na barriga para ela dizer o que hoje parece óbvio: "Você está tendo contrações, vamos para a maternidade agora". Até uma ambulância foi cogitada para fazer o transporte.

Na minha cabeça não havia urgência. Meu bebê estava protegido dentro de mim, as contrações eram esperadas, e eu tinha uma menininha em casa que precisava ser avisada sobre a chegada do irmão. Não faria nenhum sentido desaparecer e voltar com outro neném no colo. Fazia questão de explicar o que estava acontecendo, queria agir de maneira respeitosa. Saí do consultório e voltei para casa para conversar com ela, mas essa não era a única coisa que eu tinha a fazer por lá. Lembra que contei sobre a música que gravamos para a Melinda? Pois bem, a do Teodoro estava escrita, mas não gravada. Ele já não teria a presença dos avós, que não conseguiriam chegar a tempo para acompanhar o parto – tendo em vista que eu havia saído apenas para uma consulta –, então pelo menos a música eu tinha de garantir. Fizemos as malas, que ainda não estavam prontas, gravamos a canção e tivemos a conversa com a Melinda. Além disso, preparamos outra surpresa – o que também foi feito para a Melinda na ocasião de sua chegada – no calor da emoção de estar a caminho de conhecê-lo. Saímos de casa já de noite, muito tempo depois daquela frase que a dra. Carla disse com tanta urgência: "Já para a maternidade!". Quase uma loucura, eu sei! Mas confesso que, por um lado, me sinto bem por ter bancado essa escolha. Aliviada. Não estaria inteira, em paz, para viver aquele momento tão lindo, se não tivesse feito algo que meu coração havia pedido.

É AGORA!

Quando chegamos à maternidade, a equipe já estava toda lá, em polvorosa. Na tentativa de tranquilizá-los, eu disse:

"Calma, gente, não vai ser hoje, tá tudo bem". A dra. Carla me devolveu um certeiro "É agora, Thais", sem nenhum espaço para dúvidas. Ela até já tinha ligado para a fotógrafa (Thalita Castanha) e resolvido toda a burocracia do hospital. Fomos direto para o preparo da cesárea, pois o parto normal era contraindicado por conta da proximidade entre as gestações. Na sala, com uma equipe grande correndo de um lado para o outro, tudo muito rápido e confuso, aquele clima de emergência, comecei a ficar nervosa, com a boca trêmula, o dente trincando. Pedi um minutinho para conversar com o Michel. Eu ia trazer uma criança ao mundo, precisava estar calma, precisava respirar, queria receber o Teodoro em paz. Quando enfim conseguimos esse momentinho, só nós dois, olho no olho, me dei conta da grandeza do que estava acontecendo. Sim, nossos pais não estariam lá, não houve tempo de preparar a maternidade, mas nós estávamos juntos. O Michel pegou na minha mão e disse: "Nosso filho vai nascer agora, a gente tem uma pequenininha em casa esperando, eles vão ser muito amigos". Fui restabelecendo o equilíbrio, me acalmando, grata por ele estar comigo. Se tivesse ocorrido no dia anterior, nada teria acontecido desse jeito tão particular. Foram trinta segundos mágicos e necessários. Michel e eu reiterávamos ali a nossa sintonia.

Mas a preocupação da equipe tinha fundamento. Eles já sabiam do risco que eu corria e que se apresentou verdadeiro na hora do parto: o útero havia rompido. Eu, que sempre sonhei viver o momento da bolsa estourando, fui salva de uma hemorragia exatamente porque isso não aconteceu. Intacta, a bolsa foi a proteção que impediu o que poderia ser irreversível. O parto foi conduzido por uma equipe incrível de três obstetras, formada pela dra. Carla, seu irmão Márcio e sua mãe, a dra. Vera. Enquanto os dois finalizavam a cirurgia, a dra. Vera me explicou o que havia acontecido. Na verdade, me deu uma bronca merecida: "Olha, pedi para a Talita, fotógrafa, registrar a situação do seu útero. Estava rompido. A sua sorte é que não estourou a bolsa, senão você teria uma hemorragia interna,

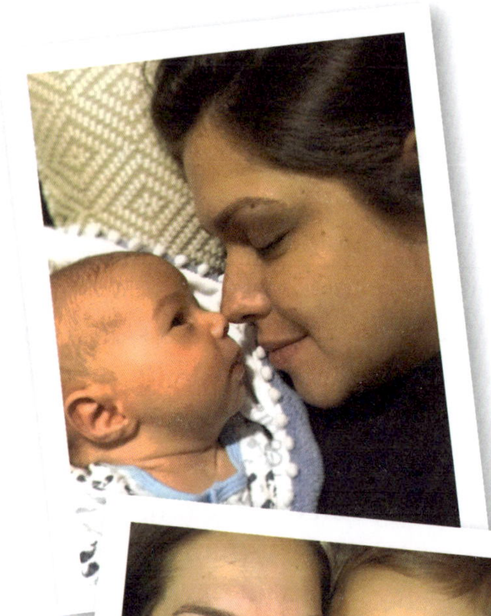

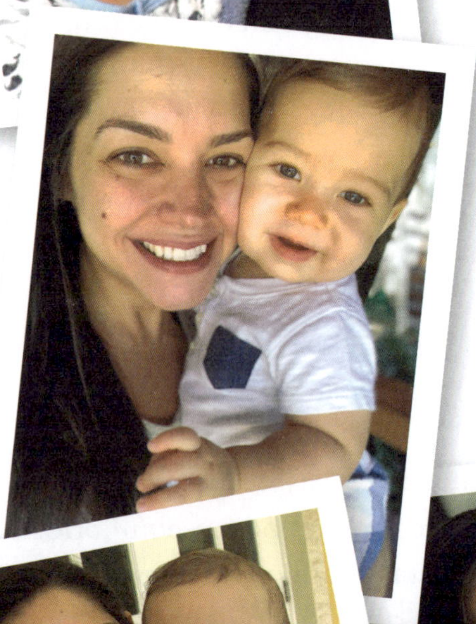

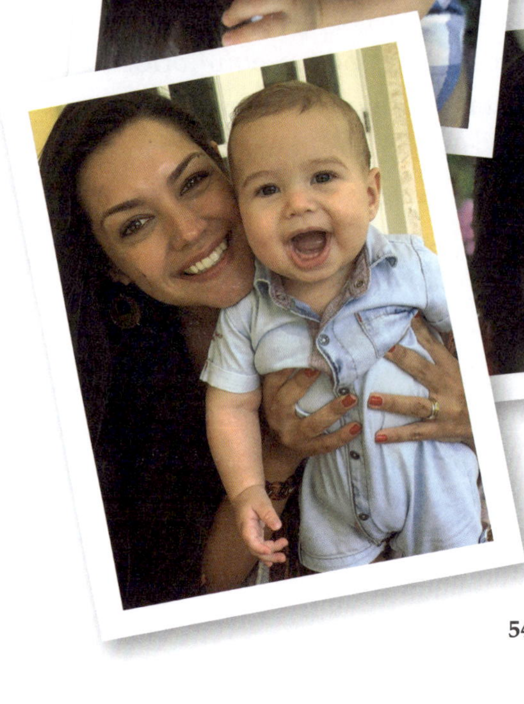

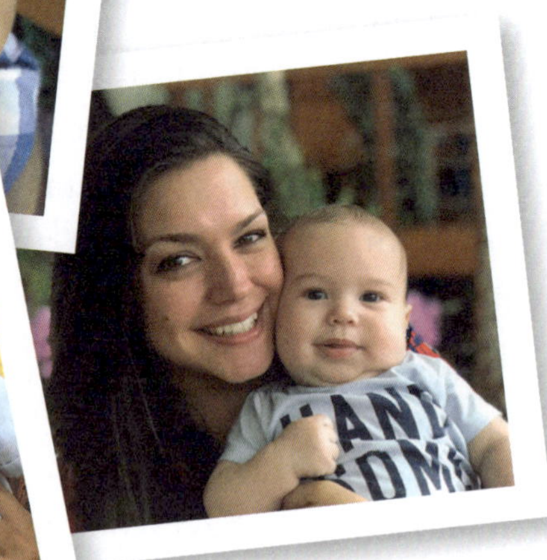

Teodoro e eu: grudadinha com ele desde a sala de parto.

o que colocaria a sua vida e a do neném em risco. Isso é para você entender que as coisas são sérias".

Foi, sem dúvida, um parto emocionante. Sem avós, mas com música, com correria, com profissionais competentíssimos, com uma mãe e um pai muito felizes e realizados, com uma bolsa salvadora, um neném abençoado e, o mais importante, com muito amor.

EU + ARIEL LEVY

PRONTAS PARA A CHEGADA DO BEBÊ

Do cuidado mais prático com o recém-nascido ao jeito mais delicado de lidar com a chegada de um irmãozinho, Ariel Levy ajuda a esclarecer pontos importantes desse momento único que é o nascimento de uma criança. Ele é mestre em pediatria pela Faculdade de Medicina da USP, imunologista e professor de emergências e imunologia, com passagens pelo Instituto da Criança e pelo Hospital Israelita Albert Einstein.

Como a mãe de primeira viagem deve se preparar para cuidar do bebê recém-nascido?

Ela precisa se informar bastante, seja por meio de livros, seja pela internet, desde que sejam fontes oficiais. Há livros reconhecidos e sites como o da Sociedade Brasileira de Pediatria, da Academia Americana de Pediatria (em inglês), de grandes hospitais e de médicos reconhecidos. Uma consulta pré-natal com um pediatra atualizado é importante para esclarecer as principais dúvidas, como a posição correta para colocar o bebê dormindo no berço. É crucial saber que o jeito mais seguro de prevenir a morte súbita é de barriga para cima, mesmo que alguém da família insista que na "sua época" se colocava de lado ou de bruços. Quando obtiver uma informação na internet, cheque a fonte. Se a informação vier do seu pediatra (que deve ser sua fonte de maior confiança) e você não estiver satisfeita, pergunte de novo.

O que o neonatologista examina logo após o nascimento do bebê?

São dois exames, feitos em duas fases. Assim que o bebê nasce, o neonatologista averigua a vitalidade do bebê em um primeiro teste, que dura aproximadamente quinze segundos. É necessário contar a frequência cardíaca, checar a respiração, a cor, o tônus muscular e a irritabilidade reflexa. Com essas informações, o médico monta a chamada escala Apgar, que vem do nome de sua criadora, Virginia Apgar, médica norte-americana, mas é também um acróstico para aparência, pulso, gesticulação, atividade, respiração. Assim se descobre se o bebê está bem ou se alguma intervenção precisa ser feita imediatamente, como fornecer oxigênio ou realizar uma reanimação neonatal. Se tudo estiver bem, ele vai para o colo da mãe para o *golden hour* da amamentação, que é mamar na primeira hora de vida, o que segundo estudos aumenta a adesão ao aleitamento. Aí vem a segunda fase. O médico seca o bebê e examina o tamanho da cabeça, o reflexo vermelho (para identificar retinoblastoma, um câncer ocular silente que se desenvolve na retina), uma possível fratura de clavícula (que pode acontecer durante a passagem no parto vaginal), a genitália, os quadris (para saber se o osso do fêmur está bem encaixado no quadril), a perfuração do ânus, as extremidades, ouvido, nariz e boca. Esse segundo teste busca identificar se há malformação e dura cerca de vinte minutos. Em alguns casos, o neonatologista que atende na sala de parto é o mesmo que está de plantão na UTI, por isso precisa retornar. Não havendo tempo para esperar a primeira mamada, ele pode precisar fazer todos os exames antes de entregar para a mãe. É possível, e desejável, conversar com o pediatra de plantão no dia do parto, ou levar um neonatologista particular.

Por que se aplica colírio no recém-nascido?

Uma lei de 1977 obriga as maternidades a aplicar um colírio de nitrato de prata em bebês que nascem por via vaginal. O motivo é que a mãe pode estar com uma bactéria, gonococo, responsável por causar uma lesão ocular no bebê, que pode levar à cegueira. É uma lesão séria, silente, mas facilmente evitada com o colírio. Os efeitos colaterais são olho vermelho e inchado e uma conjuntivite que cura em até cinco dias. As mães podem fazer uma cultura vaginal antes do parto para verificar se estão com a bactéria e, assim, pedir expressamente para que não seja aplicado o colírio, em um consentimento livre e esclarecido que deve ser registrado. Em partos via cesárea não é preciso aplicar o colírio, porém isso também deve ser expressamente registrado pelos pais.

Quando levar o bebê para a primeira consulta?
Normalmente, nos primeiros sete dias. Mas se houver perda de peso maior do que 10%, icterícia, alteração no exame físico, pega inadequada do peito (que indique que o aleitamento não está sendo feito da maneira correta), hipoglicemia ou em caso de doença materna que possa afetar a saúde do bebê, então o neonatologista da maternidade vai orientar que essa primeira consulta seja feita um ou dois dias depois da alta.

Pediatra se escolhe antes ou depois do nascimento do bebê?
Convém ser antes. A escolha se baseia primeiro na linha adotada pelo profissional, que pode ser alopata, homeopata ou antroposófica, por exemplo. Geralmente, alguém conhecido e próximo faz essa indicação e adianta um passo ao explicar mais ou menos como aquele profissional trabalha. Se houver interesse, vale a pena primeiro pesquisar na internet sua formação – onde estudou e fez residência, se tem especializações; checar o local do consultório, já que no começo as visitas são frequentes; e em seguida marcar uma consulta pré-natal, na qual se poderá tirar uma série de dúvidas, além de conhecer pessoalmente o médico ou médica e ver se há empatia. Outro ponto a verificar é se o pediatra é disponível: quantos dias por semana está no consultório? Aceita marcar encaixes?

É acessível pelo telefone ou mensagens de texto? Ao fazer a escolha antes do nascimento, os pais ficam mais confiantes e tranquilos e ainda têm alguém a quem recorrer caso precisem de uma segunda opinião ainda na maternidade.

A chegada de um irmão é um evento e tanto para o primogênito. Como preparar os filhos?

Brinco com as mães que estão passando por isso fazendo uma comparação: imagine seu marido chegando com outra mulher em casa e avisando que vem aí uma nova esposa, com a qual ela vai ter que dividir a cama, e mais, amar e respeitar. O ponto mais importante é compreender que haverá um impacto para esse filho e que não é possível passar por esse momento sem que ele sinta nada. Nenhuma criança vai gostar de dividir a atenção dos pais com um segundo ser que não fala, não brinca, chora alto e ainda rouba toda a atenção da casa. O melhor a fazer é tentar amenizar dizendo a verdade: vai vir um irmãozinho, ele não vai brincar com você por enquanto, vai ser um momento difícil porque ele vai precisar muito da mamãe, mas depois passa. Explique que, além de filho, ele agora vai virar o irmão mais velho, um título que é só dele. Essa frustração também faz parte da vida, e dividir é uma habilidade que todos temos de aprender. Depois do nascimento, ele pode ganhar um presente dos pais, e os pais podem pedir aos familiares que, em vez de darem presentes para o bebê, deem para o primogênito, por exemplo. Vale também orientar as visitas a cumprimentar primeiro o irmão mais velho e depois o bebê.

A maternidade é uma tarefa difícil?

Atualmente vivemos um paradoxo: a maternidade é romantizada, e, ao mesmo tempo, sua prática vem sendo transformada em algo complicado, cheio de regras. O resultado pode ser mães mais preocupadas com jeitos mirabolantes de dar banho no bebê do que com a amamentação. Isso é até algum ponto compreensível, porque hoje elas estão mais sozinhas. Se o pai tiver vinte dias de licença, já consideramos ótimo. Do contrário, são apenas cinco dias, e isto é o que vai ser: ela sozinha com o bebê, já que mães, tias, irmãs, amigas e primas estarão trabalhando também. Até algum tempo atrás, como as mulheres não trabalhavam fora, a casa ficava cheia quando chegava um bebê. Todas ajudavam nos afazeres, e a mãe se sentia acolhida. Hoje essa configuração mudou. A maternidade tem mais informação, mas muito menos acolhimento.

O que você, como pediatra, sente vontade de dizer a uma mãe que está para ter bebê pela primeira vez?

Que, na prática, exercer a maternidade é mais simples, porém mais trabalhoso, do que se imagina. Portanto, não desvie o foco: a mãe precisa nutrir o bebê com leite materno, calor e amor. O resto é secundário e se resolve. O aleitamento não é fácil, mas talvez seja a coisa mais importante a fazer pelo filho, portanto ofereça o leite materno até o limite de sua capacidade. Mesmo que não seja exclusivo, o aleitamento misto é melhor do que somente a fórmula infantil. Cada gota conta. Se não conseguir, não se sinta culpada. Nesses primeiros dias, além da amamentação, você vai precisar conhecer o seu bebê e descobrir se ele está com fome, sono ou cólica, o que não é fácil. Há intensa privação de sono e um desbalanço hormonal que abala o humor, por isso você pode e deve buscar conforto nas pessoas queridas e recusar a companhia daquelas que não quiser por perto, explicando que o momento é delicado. Tente se aninhar com o bebê por pelo menos trinta dias, pois não dá para se dedicar a tudo isso fazendo sala, oferecendo um cafezinho a cada visita. É um momento difícil; se sentir que está deprimida, divida com o pediatra ou o ginecologista, porque pode ser depressão pós-parto.

DICA DA TATÁ

- Acredite: é mesmo preciso fazer a malinha do bebê com alguma antecedência, kkkk!

Tatiana, minha irmã – e dinda da Melinda –, invadiu este capítulo para dar duas dicas preciosas. Fala, Tati!

DICA DA DINDA

- Quer uma boa ideia para a hora de convidar os padrinhos? Eu já suspeitava que seria madrinha da Melinda. Cá entre nós, se deixasse, eu seria madrinha dos dois, kkkk. O que me surpreendeu no convite foi a maneira como foi feito. Thais e Michel foram me visitar com a Melinda ainda bebezinha e, a certa altura, me pediram para trocar a fralda dela. Quando abri o macacão, vi que o body que ela vestia por baixo tinha bordada a pergunta: "Quer ser a minha dinda?". Tenho a roupinha guardada até hoje, óbvio! Amei a ideia, foi superbonitinho!
- Quando você estiver com seus sobrinhos, filhos de uma amiga ou qualquer outra criança querida por perto, lembre-se de respeitar os princípios dos pais na educação dela, agir de acordo. Mas não só. Estar junto de verdade é também respeitar o momento da criança: por mais que você esteja com saudade e queira brincar, abraçar, preste atenção nos pequenininhos. Eles podem estar em um dia difícil, com dente novo chegando, ou simplesmente não querer muito agito. Respeito para todo lado é sempre uma boa ideia.

7

Nasceu!

Com o violão do Michel nas mãos, meu cunhado tocava e cantava. Éramos umas vinte pessoas, e eu estava muito, muito feliz. Melinda, no meu colo, participava de sua primeira roda de viola. Aquele era seu segundo dia de vida e estávamos juntos, eu, o Michel e nossa família na maternidade.

Acabava aí a dúvida que tínhamos sobre as visitas do pós-parto: receber em casa ou no hospital? Sem ter certeza absoluta de qual opção funcionaria melhor para nós, resolvemos não fazer nenhuma restrição, a não ser avisar a todos (exceto avós e tios, claro!) do nascimento somente no segundo dia. Acabamos encontrando amigos e família tanto na maternidade quanto em casa, e foi surpreendentemente tranquilo. Até hoje penso que ambas as opções têm vantagens e desvantagens. Na maternidade, embora mãe e bebê estejam ainda cansados do parto, há a estrutura que garante a segurança e o bem-estar dos dois. Em casa, o conforto de estar no seu lugar se divide com o desejo de servir um bolinho, preparar o ambiente... Particularmente, se sou quem visita, prefiro ir à maternidade dois dias após o nascimento. Se vou à casa do bebê, espero pelo menos um mês.

Na chegada da Melinda, depois de sairmos da maternidade, nossos pais nos receberam na nossa casa com flores, balões, cantando a música composta para ela – pura emoção! Deixamos todos na sala e subimos para apresentar todos os cômodos para a Melinda. Foi a primeira coisa que fizemos quando chegamos da maternidade. O Michel tinha lido essa dica em um livro, e gostamos muito da ideia. Levamos a Melinda em cada cantinho e contamos para ela o que cada um significava. "Aqui é a cozinha, onde a gente prepara coisinhas gostosas. Aqui é o quarto, onde a mamãe e o papai dormem, aqui é o seu quartinho..."

No quartinho, naquele momento mágico de mostrar o berço para ela, trocar a fralda em casa pela primeira vez, deitei a Melinda no trocador com todo o cuidado do mundo. Ela ficou roxinha, engasgou. "Michel, pelo amor de Deus!" Ele não teve tempo nem de responder, virou a bebê quase de cabeça para baixo, deu uns tapinhas nas costas, e tudo se normalizou. Ainda arriscou dar uma sopradinha na boca. Até hoje não sei exatamente por que isso aconteceu, se foi algum resquício do parto, algum leitinho que voltou. Só sei que foi um segundo que durou uma eternidade. Lembro de dizer para o Michel que, agora que estávamos em casa, era pra valer, estava nas nossas mãos. Éramos, enfim, pai e mãe, sem ensaio, seguindo nossos instintos e com muito amor. Nós nos olhamos, aliviados, recuperados do susto, com orgulho e admiração, com cara de "Resolvemos, está tudo bem!". Sabe aquilo que todo mundo fala, que na maternidade é tranquilo, mas, chegando em casa, o bicho pega? Tivemos a confirmação do ditado imediatamente. Calcule a expressão no rosto dos avós quando voltamos dizendo: "Vocês não sabem o que acabou de acontecer!".

Na nossa casa, tudo é motivo para um churrasco! A família do Michel é muito grande. O pai dele tem onze irmãos, e a mãe também. É uma família que se visita muito, que gosta de ser grande. Há sempre um tio na churrasqueira, outro tocando uma moda. Por isso, dois dias depois de chegarmos em casa, já mais ambientados, recebemos a família toda para um churrasco. Festejar a vida, rodeados de amor!

CHEGOU MAIS UM!

A chegada do Teodoro em casa foi mais tranquila, sem sustos. Susto grande mesmo ele já tinha nos dado na hora do parto. Embora os avós que não moram em São Paulo e dependiam da logística de voos não estivessem na maternidade no momento exato do nascimento dele – já que tudo aconteceu na madrugada –, nos encontraram lá na manhã seguinte. Dessa vez, saímos todos juntos da maternidade: meus pais, os pais do Michel, nós dois e nossos filhos. Já em casa, fizemos questão de repetir o ritual de apresentação de todos os cômodos, igualzinho ao que tínhamos feito com a Melinda. Mas, agora, ela nos acompanhava nesse tour no colo. Voltamos para casa na semana do aniversário dela, e minha atenção estava voltada não só para o bebê que acabara de nascer, mas também para a irmã mais velha, ainda tão pequenininha, e o impacto que a chegada dele poderia representar.

Um de meus grandes medos era causar na Melinda a sensação de que ela não tinha sido suficiente para nós a ponto de querermos ter outro bebê tão rapidamente. Grávida, me sentia muito culpada por, em alguns momentos, não poder dar a atenção de que ela precisava. Hoje penso que isso era uma questão mais minha. A Melinda era uma neném ainda e não dava nenhum sinal de que se sentia preterida. Inclusive, sempre conversei com ela sobre o pequeno que viria, dizendo: "A mamãe cuida do papai e de você, né? Quando o irmão nascer, você me ajuda a cuidar dele igual a gente cuida do papai?". Ela era muito pequena ainda, mas, na minha cabeça e no meu coração, juro que achava que ela compreendia o que eu estava falando. E, de fato, ela é toda cuidadosa e protetora com ele. É fofinho demais acompanhar. Ao mesmo tempo, depois do parto, me sentia culpada por talvez não dar ao Teodoro toda a atenção que um recém-nascido merece por ter de atender às solicitações da Melinda. Ele, recém-nascido, ia no colo de todo mundo; podia ser avó, pai, tia. Já ela, não. Conseguia mostrar que queria a mamãe ou o papai, e era só isso que ela queria. Tínhamos muito cuidado para que ela não sentisse que havia perdido com a chegada do irmão, para que ela mantivesse a segurança de saber que estávamos ali, prontos para acolhê-la também.

Outro dilema recorrente, pelo qual acho que toda mãe de um segundo filho passa (e eu não fugi à regra), é se perguntar, durante quarenta semanas, se será possível amar duas pessoas com a mesma intensidade, ou se haverá um preferido. "Um amor maior que tudo pode duplicar", diziam. "Não é possível!", eu pensava. O veredicto: é possível, sim! O espaço que os filhos ocupam em nós é elástico e cresce a cada dia. Duplicar é pouco: ele triplica, quadruplica. O amor não é mesmo uma questão. Mas a atenção, isso, sim, é. Sabe aquele tipo de situação em que cabe o ditado "despir um santo para vestir o outro"? É uma ginástica que hoje me parece normal para quem tem mais de um filho – e que se ajusta naturalmente.

Teodoro

Melinda

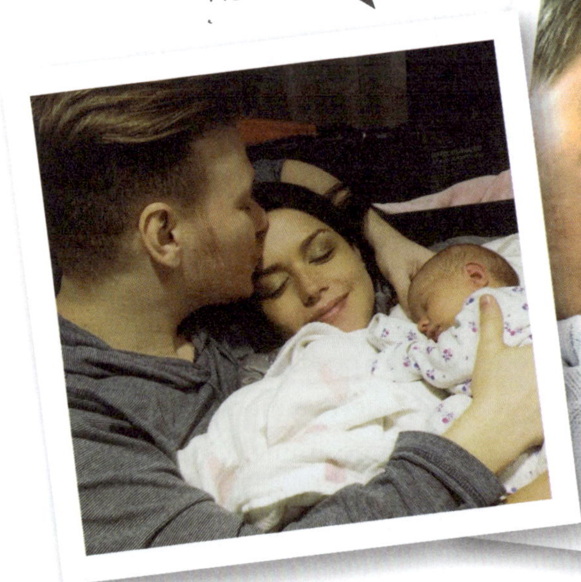

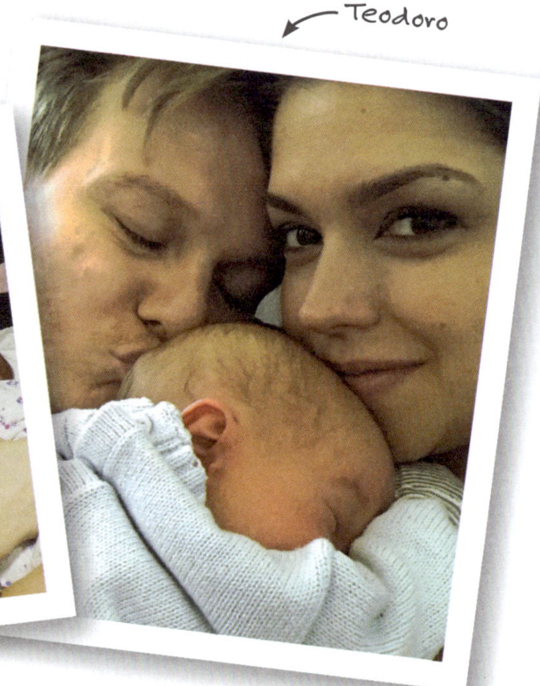

Melinda e Teodoro já em casa
e nossas caras de encanto: chegaram!

DICA DA TATÁ

♥ Espere seu tempo – o que for necessário para você – antes de avisar sobre a chegada do bebê. Assim, quando as visitas vierem, você poderá recebê-las com mais tranquilidade.

8

Sem plano B. Será?

Nunca tive medo do parto. Tinha plena confiança de que estaria pronta para o que fosse adequado para o bebê. Tudo certo para um parto normal? Vamos nessa. É preciso seguir com uma cesárea? Sem problemas! Só me importava que fosse seguro e que o pai estivesse presente. Com a amamentação foi o contrário. Eu queria muito que desse certo, tentei de tudo... e criei uma expectativa sem brecha para um plano B.

Para mim era óbvio: daria tudo certo. Sou forte e estava determinada a levar minha tolerância à dor às últimas consequências – na minha cabeça, o único impedimento possível – e fazer o que fosse necessário para dar conta da amamentação da Melinda. Segui todas as recomendações para preparar os seios, usei bucha, tomei banho de sol escondidinha na varanda de casa. "Vai ser incrível", eu jogava para o universo. Ainda no hospital, tive febre seguida de calafrios e comemorei: "Rolou! É a apojadura, é o leite chegando, tenho um montão!". Mas, quando a Melinda vinha para o peito, que estava enorme, ela virava o rostinho. Se eu insistisse, abaixava a cabecinha, dormia. E o peito aumentava, ficava cada vez mais duro. Ela não sugava.

Foi preciso tirar leite, e, vendo que ela não mamava, tentamos o copinho, para não ir direto para a mamadeira. Depois tentei o bico de silicone. Não fazia o menor sentido não conseguir, eu precisava conseguir, era o certo, era o que eu queria. As tentativas foram muitas, e contei com a ajuda de uma enfermeira especializada em amamentação, que vinha à nossa casa nos atender. Ela me ensinou a ajustar a pega, as técnicas para colocar o bico na boquinha da neném, de segurar o queixinho, de segurar o peito, que pesava. Eu estava 100% disponível. Optei pela livre demanda, não me importava o horário, só queria que ela mamasse. Experimentamos desde tirar a roupinha até fazer cócegas nos pés para mantê-la acordada. Apostamos em uma variedade de posições: cavalinho, sentada, invertida, de pé, a cabecinha para cá, o corpinho para lá, mas ela continuava não sugando. E com isso as glândulas mamárias não tinham o estímulo natural necessário para a produção. Não tem segredo: quanto menos estímulo, menor a produção. Passei para a bombinha e tomei remédio para tentar produzir mais leite. Lembro que forçava tanto o peito que a imagem que me vinha à cabeça era a de um limão espremido até a última gota, sabe? Fazia todas as massagens possíveis. Tudo para ver aquele micro tantinho de leite no copinho. Era desesperador.

Sempre que se cogitava o complemento, eu evitava, dizia que queria insistir, fazer tudo o que estivesse ao meu alcance. Partimos então para a relactação. Funciona assim: uma sonda é acoplada a um recipiente que contém o leite – que, no meu caso era o materno, esse mesmo que saía de gotinha em gotinha –; a outra ponta da sonda é fixada ao seio, junto do bico. A ideia é que o bebê sugue o bico e o canudinho (a sonda) ao mesmo tempo, para reestimular a produção.

Não dormi nada nas primeiras semanas. Toda a minha atenção estava voltada para a amamentação. Sou muito turrona, entendia que essa era a minha responsabilidade. Se não estava acontecendo, era porque eu não estava dando conta, só precisava resolver, me dedicar mais, dormir mais, fazer qualquer coisa. Hoje penso que foi uma cobrança exagerada – o cansaço extremo também atrapalha a produção de leite, afinal. No fim das contas, isso ao menos serviu para me alertar ainda mais para um traço típico da minha personalidade, a cobrança, e tentar trabalhá-lo, o que faço até hoje. Mas ali, ainda inconsciente disso, sentia apenas que não estava conseguindo ser mãe. Sentia uma pressão interna grande, frustração, quase vergonha. Além disso, havia também uma pressão externa. Sempre que encontrava alguém, a primeira pergunta era: "Está amamentando?". Eu ficava constrangida. "Jura? Tenta mais um pouco." É como se o seu esforço, o seu desejo, estivessem o tempo inteiro sendo postos à prova. Já estava frustrante e difícil o suficiente. As pessoas não precisavam ficar me lembrando disso.

Cultivei esse sonho da amamentação automática e instintiva. Sou completamente favorável ao incentivo à amamentação, mas penso que é preciso deixar claro que, muitas vezes, o insucesso não pode ser colocado como uma punição no colo da mãe. A gente não sabe pelo que aquela mãe está passando, ou passou. Ela pode, sim, ter tentado de tudo, como eu. No meu caso, não ter conseguido amamentar me trouxe sofrimento.

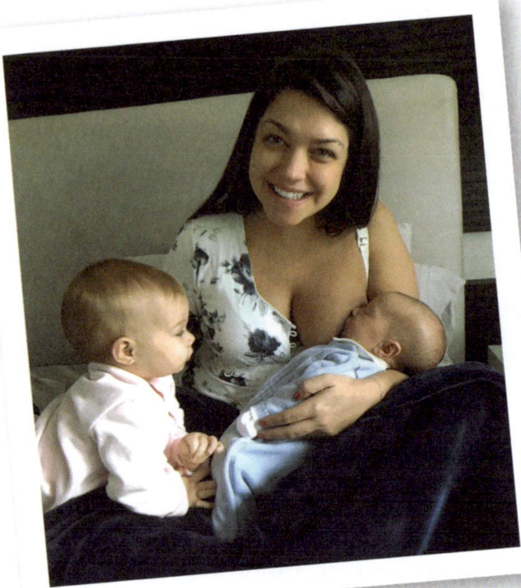

Melinda (fofa!) observando o irmão: a riqueza de viver a experiência particular da chegada de cada filho.

Todo esse processo foi acompanhado de perto pela pediatra. Quando ela me disse que a Melinda começou a perder peso, desabei. Ali entendi que eu tinha de parar, porque a saúde da minha filha estava em jogo. Ela precisava se alimentar, ganhar peso, ficar forte, crescer. Virei uma chave dentro de mim: já que ela não está bem comigo diretamente, posso fazê-la ficar bem indiretamente. E ofereci o complemento.

A amamentação do Teodoro rende pouquíssimas linhas: tive os mesmos calafrios da apojadura, mas tinha bastante leite. Ele fez a pega bem direitinho. Saí da maternidade realizadíssima, feliz por poder viver aquilo tudo de maneira natural. E com a certeza de que cada gravidez, cada experiência de maternidade e cada criança são mesmo únicas.

A Organização Pan-Americana da Saúde/Organização Mundial da Saúde (OPAS/OMS) recomenda iniciar a amamentação nos primeiros sessenta minutos de vida.

EU + ELSA GIUGLIANI

AMAMENTAÇÃO SEM DÚVIDAS

Elsa Giugliani é presidente do Departamento Científico de Aleitamento Materno da Sociedade Brasileira de Pediatria (SBP) e, nesta entrevista, explica como se preparar para possíveis dificuldades no aleitamento.

Qual é o melhor jeito de garantir sucesso na amamentação?
O desejo e o empenho são os principais estímulos. Mas os fatores que começam a influenciar a mulher a respeito do aleitamento aparecem muito cedo, ainda na infância. É preciso perguntar: ela foi amamentada? E as mulheres da família, por quanto tempo o fizeram? Possui crenças e mitos sobre o assunto, como o "não sei se vou ter leite"? As experiências de vida, de tudo o que ela ouviu – da novela aos comentários das amigas –, contam. Na prática, é preciso se informar já no pré-natal, tirar possíveis dúvidas, aprender sobre a pega. Outro fator importante é o apoio social, que vai desde ter por perto familiares e amigos pró-aleitamento a garantir ajuda em casa, na divisão de tarefas. Nos primeiros dias e meses a mulher fica exausta, pois o estômago do recém-nascido é pequeno, por isso ele mama mais vezes em menores intervalos, inclusive durante a noite.

Como preparar as mamas?
O obstetra deve examinar a mama da mulher ainda grávida para ver se há algo que possa dificultar o aleitamento, como o mamilo muito curto ou invertido, ou se houve cirurgia como a de redução mamária, que é um complicador. Se a mulher não tiver nenhum fator que possa atrapalhar, não é preciso preparar a mama. A literatura mostra, há mais de vinte anos,

que esticar o mamilo ou esfregá-lo com material áspero não tem mostrado resultado. Deixe a natureza agir. Mais importante é alertar a mulher com algum problema que possa dificultar a amamentação de que ela pode enfrentar problemas e talvez precise de ajuda profissional.

Se houver dificuldade no aleitamento, quem se deve procurar?
O pediatra do bebê ou um médico da família no posto de saúde. Hoje em dia também há muitas consultores em aleitamento materno que atendem em domicílio. Mas é preciso ter cuidado para não chamar alguém que se intitula assim tendo apenas um curso de fim de semana no currículo. No site do International Board of Lactation Consultant Examiners (iblce.org), o órgão internacional que credencia oficialmente essas profissionais, é possível pesquisar consultores de aleitamento certificados que atuam no Brasil. Seja quem for, deve ter habilidade e conhecimento para ajudar a manejar adequadamente as possíveis questões, que podem ser físicas ou emocionais, como ansiedade e insegurança.

Quais dificuldades prejudicam a amamentação?
Bico invertido, plano ou bifurcado – a anatomia do mamilo pode não favorecer a amamentação, mas isso é manejável por um profissional. O ingurgitamento mamário pode acontecer nos primeiros dez dias; a mama fica muito inchada, grande, dolorosa e difícil para o bebê mamar. Mastite é muito comum, quando o seio inflama. É uma emergência, sobretudo se for uma infecção por bactéria. A percepção de ter pouco leite é comum também; nesse caso, é melhor procurar um profissional para fazer avaliação e acompanhamento, pois há mães que acham que têm pouco leite mesmo verificando que a criança está ganhando peso, portanto essa pode ser só uma crença.

Mas os traumas mamilares, como fissuras, são os mais comuns. Na maioria das vezes, estão relacionados com o jeito como a criança é colocada para mamar – existem posições e pega adequadas, não é só colocar no peito, e isso pode ser ensinado à mãe ainda no pré-natal. Na maternidade, o profissional de saúde deve observar a mamada para corrigir qualquer inadequação, pois a pega inadequada não só machuca a mãe, como pode dificultar a retirada de leite pelo bebê; nesse caso, a mamada é ineficiente e interfere na produção. Um fator negligenciado é o freio curto do bebê, que impede que a língua extraia o leite do jeito certo. É preciso que, na maternidade ou no consultório do pediatra, seja feito o teste da linguinha.

Por que o leite materno é melhor?

Tirando a parte afetiva e emocional, a composição do leite é muito importante, e a ciência está avançando demais no conhecimento sobre isso. Atualmente se fala muito na microbiota intestinal, que são as bactérias que habitam o intestino numa relação simbiótica: elas não existem sem a gente, e a gente não existe sem elas. Umas são mais favoráveis à saúde, e outras, não. Acreditávamos que bebês fossem estéreis, e hoje se sabe que eles nascem com bactérias da microbiota da mãe. E ela é especial, própria do bebê, que só vai produzir as mesmas do adulto a partir de 1 ou 2 anos de vida. Os sistemas imunológico, cerebral e metabólico são afetados a longo prazo por essa microbiota, que precisa ser o mais saudável possível. O parto vaginal e a alimentação com leite materno são benéficos para sua formação.

E a culpa por não conseguir amamentar?

Tentou e fez o que pôde dentro das suas possibilidades? Não é por isso que a mulher vai deixar de ser uma boa mãe. É o caso de trabalhar essa culpa, que pode até atrapalhar a maternidade.

9

Uma longa caminhada

Então é isso, vou aceitar. Ficou assim, vai ser assim, tudo bem, tenho dois filhos. Prefiro ter a barriga do jeito que está e ter os meus dois filhos que ostentar um tanquinho e não ter tido nenhum. Tem gente que tem filho e recupera o tanquinho... Para mim, não rolou. É isso.

Era mais ou menos assim que minha cabeça agitada de puérpera pensava quando via aquela barriga flácida, fruto de duas gestações seguidas. Não, não fiquei assim para sempre e consegui, com paciência, reeducação alimentar e exercícios físicos, me aproximar das minhas formas de antes de me tornar mãe – mas confesso que tanquinho não é para mim.

Apesar de não ser da turma dos esportes, sou do tipo que se cuida sem neuras, por exemplo, andando na esteira (poderia ficar horas em uma caminhada!) e mexendo os músculos no pilates, que adoro. Sou vaidosa, mas na medida, e, bem, meu trabalho é 100% ligado à minha imagem. Ainda assim, acredite, manter o corpo em forma não foi uma questão importante para mim durante as gestações. No pós-parto, sobretudo depois do

Teodoro, caiu a ficha de que eu precisava me reencontrar com a minha imagem, me reconhecer. Era muito mais um processo de recuperar a consciência corporal e a identidade como Thais depois de dois anos sendo a Thais gestante. Queria muito me ver de novo, retomar a forma física de antes. Afinal, foram praticamente dois anos acompanhada de um barrigão, kkk.

Sempre fui mais dos salgados que dos doces e nunca fui dada a exageros. Logo, é claro que nas gestações me preocupei ainda mais com a alimentação, pois me sentia extremamente responsável por aquela nova vida dentro de mim. Fui indo bem com relação ao peso, mas engordei bastante a partir do sétimo mês quando esperava a Melinda e fiquei bem inchada. Ainda assim, me achava uma deusa, maravilhosa! Sei que há mulheres que sofrem semanas a fio com desconfortos de toda natureza, mas tive a sorte de estar do outro lado dessa realidade nada fácil. Além de me sentir bem – passei apenas por incômodos leves, como azia e dormência nas mãos –, fiquei todas aquelas semanas de gestação em estado de puro contentamento. Sentia dor nas costas? Sim! Sentia cansaço? Também! Mas, no todo, não tenho do que reclamar, não. Saber que estava gerando um ser humano e receber elogios diários do marido, que me valorizava e dizia me achar "mais deslumbrante ainda", me deixaram segura e feliz. Mas, quando olho as fotos, minha barriga estava enorme, parecia acoplada ao meu corpo, tamanho o volume. Uma lua cheia! Naquela época, não me dava conta disso, só percebi mais tarde, vendo os registros feitos durante as gestações. Eu, de verdade, amava meu barrigão, curti muito ficar grávida.

O curioso é que, na gravidez do Teodoro, engordei menos, mas a barriga ficou bem (bem!) maior. Na da Melinda, fiquei superinchada, a ponto de não conseguir calçar chinelos – no último mês, me senti bem grande. Mas, no geral, era só alegria. Tanta alegria que usava biquíni e vestidos justos. O objetivo de cada *look* era destacar aquela tão desejada barriga de grávida. Só tinha duas rotinas de cuidado com o corpo das quais não abria mão: fazer drenagem e passar óleo e creme na barriga, nos seios e nos flancos, para evitar estrias. Só estrias, porque, para o tônus mesmo, não tem creme que resolva, kkkkk!

Caso você não saiba, vou contar: após o parto, a barriga ainda fica grande, bem grande, como se você ainda estivesse grávida. Eu não sabia disso e confesso que me assustei. Tinha feito uma cesárea e achava que ficaria inchada, mas não com uma barriga tão grande. Grande do tipo: eu não cabia na roupa que tinha levado para a saída da maternidade e precisei pedir à minha mãe que buscasse outra troca em casa. Do contrário, teria de sair de lá de camisola. Ou enrolada em um lençol...

É claro que a barriga desinchou naturalmente, e, em cerca de quinze dias, eu já tinha perdido algo em torno de dez quilos. Mas é preciso dar uma realzinha aqui: desinchar não significa ter, imediatamente, a barriga durinha de volta. Desincha o volume, mas mudam a textura e a firmeza. E tem mais. A gente fica pensando que só a barriga vai se transformar depois da gravidez e acaba se esquecendo do peito. Esse é um capítulo à parte. Sabe aquela murchadinha? Imagine esse peito que fica cheio de leite e depois esvazia, várias vezes por dia, durante um longo período. Para garantir um colo com decote bonito, para dar aquela levantada, só mesmo um belo de um sutiã. Realmente, o peito me incomodava, mais até que a barriga. Aproveito para contar outro segredo: aquela coisa do corpão, da mulher plena e maravilhosa depois de uma semana do parto, pois bem, não funciona para todo mundo. No meu caso, por exemplo, a realidade foi bem diferente.

Pensava assim: "Vou voltar a me exercitar, a barriga vai voltar à forma de antes, e num prazo de seis meses a um ano vai ficar tudo certo, não vou pirar; afinal, acabei de ter uma filha e preciso respeitar esse momento maravilhoso. Será que vou ser uma boa mãe? Será que vou dar conta de amamentar?". A minha preocupação geral era essa, não o corpo. Então, quando tudo se estabilizou, voltei à rotina de malhar, com certa ansiedade de ver novamente meu corpo em forma, confesso. Mas tive consciência da situação e soube que ia demorar um tempo até recuperar o corpo de antes – e de fato demorou, em primeiro lugar porque tive dificuldades com a amamentação da Melinda, depois, porque engravidei na sequência.

Mas o fato é que, para mim, o famoso "voltar à forma depois da gravidez" significou, depois que o Teodoro nasceu, combater os efeitos não de uma, mas de duas gestações. A barriga ainda não tinha voltado quando precisou esticar novamente. Resultado: afrouxou de vez! Normal, né? Não tem corpo que aguente isso, não... kkkkk.

O segredo é pensar a longo prazo. Quando a Melinda nasceu, procuramos um nutricionista, o Paulo Muzy, com quem nos consultamos até hoje. Fizemos uma reeducação alimentar – sabe aquela coisa de peito de frango com salada? É o contrário: com ele, aprendemos a trazer nutrientes importantes para o prato. Tem sido excelente adquirir conhecimento em relação às minhas escolhas alimentares, reconhecendo aquilo que não me faz bem e realizando trocas inteligentes. Por outro lado, não consigo mais comer carne vermelha desde a gravidez do Teodoro, e ele não gosta até hoje, até come, mas não é a sua preferência.

Outro ponto de ataque é a academia do condomínio, onde eu e o Michel malhamos com o *personal trainer* Januario Neri, o Janu. Aliás, tive de abdicar do pilates, modalidade favorita, porque prefiro não ficar muito longe de casa e precisaria ficar ao menos duas horas do dia distante só para isso. Além de esteira, encaro musculação (que com o Janu fica fácil, ele prepara os melhores treinos sem cair em rotina chata, sabe?) e, até hoje, exercícios hipopressivos, como a ponte ventral, que é uma sustentação que ajuda a firmar a barriguinha. Esse tipo de exercício é indicado para quem teve diástase, que ocorre quando os músculos do abdome se separam por conta do estiramento excessivo (meu caso). Engravidei no fim de 2015, tive a Melinda em 2016; engravidei em 2016 e o Teodoro nasceu em 2017. Vamos combinar que fiquei praticamente dois anos grávida? Recuperar a forma tem sido uma longa caminhada, mas ainda bem que adoro andar.

Melinda

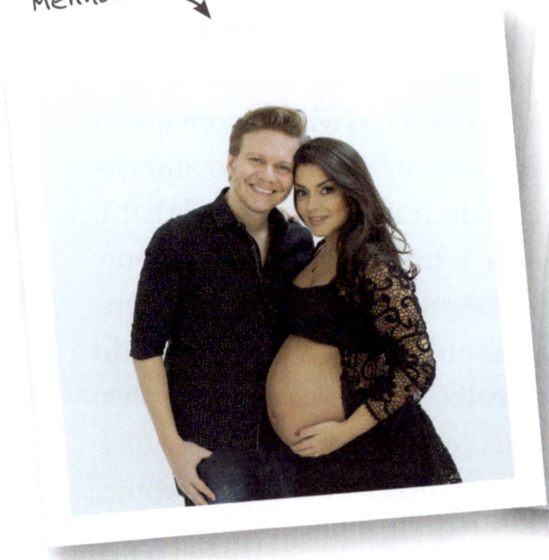

Teodoro

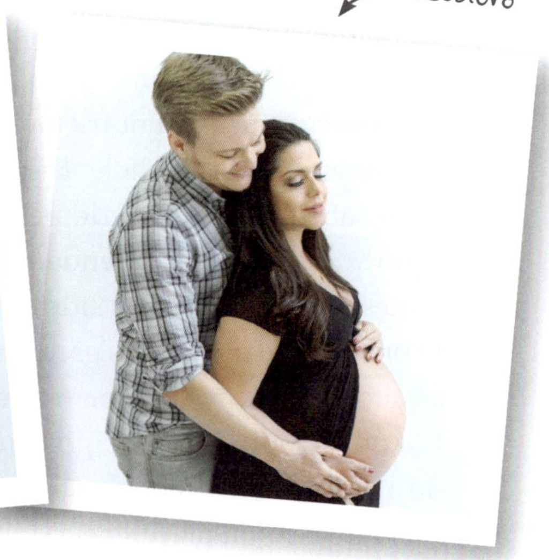

Michel e eu nas gestações de Melinda e Teodoro: adorei cada minuto dessas barrigas.

EU + GIZELE MONTEIRO

FORÇA, FOCO E FÉ, KKKKK!

Gizele Monteiro é educadora física e se especializou em *coach* de mães, tanto na preparação corporal de gestantes como na resolução de um problema pouco falado, mas bastante comum: a diástase pós-parto. Criadora de um método próprio, o curso on-line "Pós-parto — mães em forma", aqui Gizele tira todas as dúvidas sobre a tal diástase.

Antes de engravidar a gente mal ouve falar de diástase. Depois, vê que não é algo raro de acontecer. O que exatamente é a diástase?
Quando a mulher engravida, a barriga cresce e o bebê vai tomando espaço lá dentro, afastando os órgãos, os ossos e os músculos abdominais. Esses músculos fazem movimentos de afastamento e de alongamento. Em algumas mulheres, o afastamento sai do padrão, ou seja, os músculos ficam abertos, o que dificulta que a barriga retome o tamanho original. Em outros casos, há rompimento do músculo.

Qualquer mulher pode ter diástase?
Sim, segundo pesquisas, ela atinge 60% das mulheres. Ela ocorre até em mulheres com boa força muscular e nas que não engordaram. Gestação gemelar, barriga que cresce muito, gravidezes muito próximas, esses todos são fatores de risco. A postura influencia muito, e exercícios errados durante a gestação, que forçam os músculos, também podem provocar o rompimento. É necessário preservar essa região durante a gestação e prevenir, pois, se não for possível evitar, pelo menos dá para conter o dano.

Como diagnosticar?

Fazendo um autoexame simples, assim: estique os dedos da mão, afunde a ponta deles no meio da barriga e veja o quanto afundam e a largura do afastamento entre os músculos. Às vezes a mulher está com a barriga muito mole e flácida e nem eu consigo definir, mas a presença de flacidez intensa já indica que há diástase. Um exame de ultrassom pode identificar também, mas o autoexame é seguro e sem custo. O sinal é: se a barriga não está voltando, vale a pena procurar o tratamento para diástase. O corpo está desorganizado.

É possível conviver com a diástase ou é preciso tratar?

É difícil conscientizar as mulheres a respeito da diástase porque elas se atêm ao aspecto estético. Por fora, a queixa é apenas uma barriga grande e/ou flácida, que não volta ao normal. Mas considero esse um problema de saúde, já que a mulher, por falta de força no abdome, sobrecarrega a coluna e começa a ter dor. Além do risco de desenvolver uma hérnia de disco, pode haver o comprometimento da postura a longo prazo, afinal, são anos de bebê no colo. Na segunda ou terceira gravidez, pode haver queda de útero ou de bexiga. Teoricamente, a diástase em si não dói, mas algumas alunas apresentam essa queixa, principalmente na região umbilical. O tecido rompido também pode resultar em hérnia. Ao todo, é uma questão que abala a autoestima da mulher, mas está longe de ser somente estética.

O tratamento contém exercícios específicos?

Sim, são exercícios de ativação abdominal, posturais e para o períneo. A ideia é fazer uma contração abdominal para que todas as partes que foram alongadas voltem a encurtar e retornem ao tamanho inicial. Não são exercícios comuns de academia nem de pilates. No meu método, também não aplico os hipopressivos, de baixa pressão interna, nas fases iniciais, pois eles podem abrir as costelas. Já quando a mulher está no fim do tratamento, praticamente pronta para voltar aos treinos, eles cumprem boa função. A fase inicial do método busca a reversão da diástase e a recuperação da força. Na sequência, a preparação para voltar aos treinos tradicionais.

A partir de quando é possível começar o tratamento?
Depende do ok do médico. Geralmente, depois do parto normal, essa liberação acontece dali a trinta ou quarenta dias. Para a cesárea, de quarenta a sessenta dias. Tudo depende da mulher, de sua recuperação. Porém, se possível, convém começar mais cedo, assim ela evita uma série de sequelas, como a fraqueza do períneo, que leva a escape de xixi, dor nas costas, inchaço abdominal e dor nos quadris.

E com exercícios adequados em quanto tempo a barriga começa a voltar ao normal?
Depende das sequelas e do próprio corpo. Por exemplo, em um programa de exercícios como o que ofereço, o músculo começa a reagir entre sete e quinze dias. Algumas mulheres têm melhora impressionante, e outras, mais lenta, pois tudo depende do histórico do corpo. Em média, no primeiro mês já há resultado, e ele é progressivo: diminui a largura, elimina o inchaço, melhora a postura. É preciso consistência nos treinos, que são diários. Costumo dizer que o corpo mudou todos os dias por quarenta semanas durante a gravidez, então temos de trabalhar todos os dias para reorganizar os pilares. Não é um caminho fácil, mas, quanto maior a frequência, mais rápido vai se recuperar.

A cirurgia é outra saída?

O médico geralmente recorre à cirurgia de abdominoplastia para correção, mas, dependendo do caso, mesmo com rompimento a diástase pode ser revertida com exercícios, como já aconteceu com algumas das minhas alunas, que inclusive tinham bom preparo físico. Um relato frequente é o de mulheres que passam pela cirurgia para a diástase e ainda sentem desconfortos. Isso acontece porque a cirurgia apenas costura o músculo, mas o corpo trabalha em sinergia, e, se um aspecto está em disfunção, vai afetar outros. Como a engrenagem não foi trabalhada, ela pode continuar sentindo incômodos, como o músculo fraco, a barriga estufada, a dor na coluna, o escape de xixi. Por fora, pode parecer bonito, mas por dentro há um corpo disfuncional.

DICA DA TATÁ

♥ Leve uma roupinha de grávida para a saída da maternidade. Acredite, você pode precisar dela!

10

Eu no papel de mãe

Gosto do título de mãezona e o defendo com unhas e dentes. Mas não me "divido em mil" – não gosto dessa fala. Gosto de estar inteira no que faço. Se estou trabalhando, me esforço em me concentrar nessa tarefa. Se estou com eles, me esforço para não ficar olhando o celular e ser 100% deles. A maternidade me fez ver o mundo com mais abertura, clareza e foco. Ela encontrou um espaço em mim que eu nem sabia que existia (e que hoje é o maior dos espaços!).

Antes de ser mãe, minha sensação era a de que os relatos sobre a maternidade se situavam em oposição extrema: ou se saía direto do parto com a rotina lúdica e perfeita, leite jorrando, criança dormindo a noite inteira, sem espaço para dúvidas ou angústias, ou a partir do primeiro choro do bebê o casamento, os planos profissionais e a vida toda seriam destruídos para sempre. Oito ou oitenta. Era difícil imaginar que um meio-termo fosse possível. Isso me incomodava bastante.

Aos relatos se misturavam as cenas que eu vinha presenciando nas filas de supermercado, nos shoppings, nos restaurantes. Mães e pais irritados com seus filhos, crianças vidradas na tela, com o celular praticamente acoplado ao rostinho. Um "cala a boca" que me assustava. E ainda me assusta.

Talvez porque, a essa altura, eu ainda não tivesse acesso às informações que tenho hoje; o canal não estava no ar, não tinha amigos com filhos pequenos, bebês na família, crianças não faziam parte do meu universo. Eu contava com o que via na rua, com o que ouvia. E confesso que parte da minha dúvida sobre a hora de engravidar estava na certeza de que não me via nesse papel da mãe que grita, ameaça, aponta o dedo. A ideia me fazia mal. Tinha certeza de que não queria isso para a minha família; nem para mim, nem para nossos filhos, e buscava dentro de mim maneiras diferentes de vivenciar a maternidade. Queria que ela fosse mais positiva. Nunca gostei de imposições, de gritos. Sempre desejei que a relação entre mãe e filhos fosse mais leve do que aquela que via por aí.

Estava em total desacordo com o senso comum da maternidade, e isso foi uma questão muito séria para mim. Sempre quis ter filhos, mas queria que fosse diferente, que fosse do meu jeito, do nosso jeito. Foi importante entender que o Michel também pensava assim. Conversar, ouvir dele que encontraríamos a nossa maneira de educar, que não seguiríamos nenhum padrão, simplesmente porque "é o que todo mundo faz", me acalmou. Estávamos de verdade juntos.

Estamos. Desde as nossas conversas antes de engravidar, quando falávamos sobre quão cruéis eram as práticas de bater e gritar. Não entendíamos aquilo. Eu dizia: "Não quero que seja assim. Tem de ser mais leve, na base da conversa. Explicando as coisas, falando olho no olho, certamente vai funcionar". Claro que, vez ou outra, uma pausa para pensar é necessária; não chamo de castigo, mas, sim, de uma pausa para refletir no que fizeram de errado. Michel concordava comigo e dizia que não seria mesmo daquele jeito, que seria do nosso jeito: "Vamos criar e educar conforme o que acreditamos ser melhor para eles". E tem sido exatamente assim. É incrível perceber como a disciplina positiva, o respeito mútuo e o amor que temos um pelo outro se refletem em uma evolução grande na educação dos nossos filhos. A partir do momento em que estabelecemos o diálogo, fica claro que, de fato, eles nos compreendem. Levamos um tempo para chegar a isso. Tem dias que dá "defeito" mesmo, kkkk. As crianças gritam, contestam, questionam, não aceitam o que falamos. É normal, afinal são crianças, mas fazemos questão de insistir na forma de educar em que acreditamos. Dá trabalho, é desgastante, sim, às vezes é preciso repetir infinitas vezes. Mas isso também faz parte do processo. Nós nos dedicamos a essa troca, gostamos de educar.

A ansiedade, a agitação e a intensidade, características tão marcantes em mim, praticamente não têm lugar na maternidade. É como se esse fosse um espaço blindado. É engraçado, mas desenvolvi uma capacidade de me acalmar, dar um passinho para trás, olhar de fora, corrigir o que não me parece certo. Claro, sou humana... às vezes irrita? Irrita! Frustra? Também! Mas meu desejo de fazer dar certo me ajuda a me controlar. Eu quero ser melhor para eles e por eles. É uma clareza que, muitas vezes, não consigo ter em outras situações. Vem do desejo de me manter fiel ao que me propus ser como mãe. Sabe o "orai e vigiai"? Acredito muito nisso. Permaneço vigilante nas minhas atitudes com relação à educação das crianças o tempo inteiro.

Acho importante que, como pais, tenhamos a consciência de que cabe a nós administrar a vida dos filhos. É esperado, e é também um dever, que o lugar da maturidade esteja com os adultos. Que os pais possam analisar as situações e propor saídas criativas para os desafios que pouco a pouco se apresentam. Tentar enxergar por todos os ângulos, respeitar as limitações, as necessidades de cada fase. "Ai, que horror, meu filho não dorme!" Sim, ele está aprendendo, inclusive a dormir. A depender da idade, ele não sabe que a gente deita, dorme e acorda descansado e feliz no dia seguinte.

Há coisas que é preciso mesmo falar um milhão de vezes, pois a criança não vai absorver de primeira. Não ajuda ficar frustrado ou irritado. Na nossa experiência, estamos confirmando que, com o passar do tempo, o resultado vem. E esse resultado, quando aparece, compensa o esforço. Que esforço? De paciência, presença e constância ao transmitir ensinamentos e esperar que eles os aprendam até conseguirem colocar em prática.

Na nossa casa, por exemplo, há uma mesinha de centro baixa, um chamariz de criança. Quando a Melinda começou

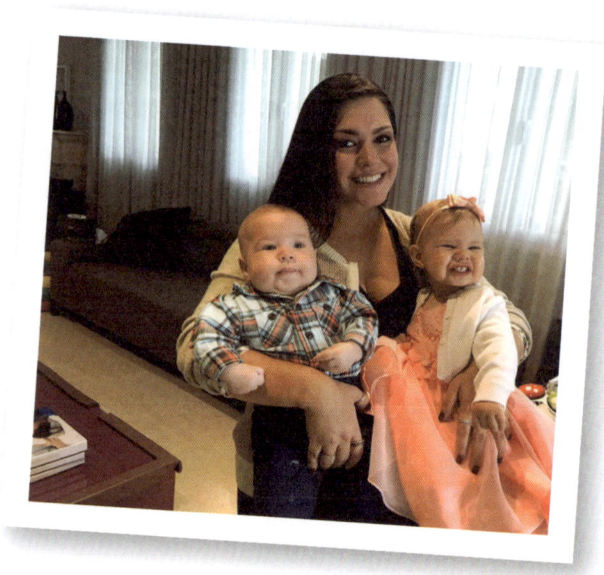

Olha lá a mesinha de centro! kkkkk

a engatinhar, o Michel queria a todo custo afastar a mesinha, tirar tudo o que estava em cima dela. Eu insistia que não, que valia a pena explicar que não era para subir ali, não era para mexer no que estava lá. A mesinha representa um limite, e é preciso saber lidar com eles durante a vida toda. Confio na capacidade de entendimento das crianças e no diálogo. Sou firme com relação a isso, mas, como disse, me esforço para tanto ao me responsabilizar pela educação deles, sem delegar nem me render à preguiça. Compro o barulho. Sou eu que estou (e vou estar) lá me encarregando de dizer, quantas vezes forem necessárias, que não se deve subir na mesinha. Caso alguma coisa quebre, assumo também a culpa. Tenho certeza de que eles encontrarão outras mesinhas na casa dos avós ou na dos amigos; a diferença é que saberão exatamente o que não fazer com esses móveis.

Passando férias em Orlando, vi uma cena que ilustrava muito bem isso. Na fila de espera em um restaurante, pai e filho aguardavam um pouco à minha frente, e o menino brincava com um daqueles pedestais organizadores de fila. Brincar é gentileza minha, ele estava mesmo era tocando o terror! Jogava o negócio para um lado, o negócio voltava, batia nas outras pessoas, um incômodo. O pai administrou a situação na base do "para com isso!" por um bom tempo. Até que, em dado momento, ele disse para o filho: "Olha só, a gente está nos Estados Unidos. No Brasil a gente faz essas coisas. Aqui não, certo?". Como assim? Não acreditei naquilo que eu estava ouvindo. Educação é uma responsabilidade enorme e não se trata de hoje pode, amanhã não pode; na casa da vovó, sim, aqui, não. Educação é educação, independentemente de onde a gente esteja.

Acredito que cada família estabelece suas prioridades, sabe o que é importante e o que funciona ali dentro. Para mim, por exemplo, cumprimentar as pessoas é extremamente importante. A Melinda e o Teodoro sempre que chegam em algum lugar cumprimentam todos – até por nos verem fazendo sempre isso, somos referência e espelho para nossos filhos, não é? Ainda nas férias em Orlando, no aeroporto, a Melinda, sonolenta, ia passando direto sem cumprimentar ninguém no embarque. O Teodoro, a essa altura, já estava dormindo. Confesso que acho até injusto contar essa história. Foi uma única vez, mas é um bom exemplo. Eram onze horas da noite. Pedi que ela dissesse "oi", e ela respondeu que não queria. Expliquei melhor: "Melinda, a gente deve cumprimentar todo mundo". Ela disse que estava cansada, e o Michel achou que poderíamos ir em frente. Disse a ele que achava conveniente insistir, e ele me apoiou. "Melinda, mesmo cansada, a gente pode falar oi." Então ela, que é sempre simpática e muito fofa com todos, cumprimentou as pessoas. Ok, sei que estava tarde, ela realmente estava cansada. Mas é importante manter a firmeza com relação a nossos valores.

Essas regras são transmitidas com afeto. Por exemplo, nunca falo com eles olhando de cima: faço questão de abaixar, olhar no olho, na altura deles – mesmo tendo um problemão no joelho que já operei três vezes. Sinceramente, acho afrontoso ficar ali, olhando o outro do alto e elevando a voz. Procuro não alterar o volume, mas às vezes ajusto um pouco o tom, a expressão, o olhar. Principalmente quando eles ainda são muito novinhos e não entendem o que está sendo dito, esses sinais ajudam a comunicar que algo ali não está certo ou precisa melhorar.

Da mesma maneira, fico atenta à expressão dos dois. Quando faço um alerta ou repreendo alguma atitude, ainda que na altura deles e falando baixo, mudo totalmente a jogada ao menor sinal de medo. A linha mestra se mantém e há de ser firme, mas as estratégias da educação podem ser maleáveis. E devem, pois não quero que meus filhos sintam medo de mim. Quero que me respeitem, não só porque sou a mãe deles, mas porque os respeito igualmente e quero que saibam que isso é uma troca. Esta é a relação que quero estabelecer com meus filhos: que entendam que o que estão fazendo não funciona porque oferece perigo, não porque "a mamãe vai brigar".

EU ESCUTO VOCÊ

Para mim, conversar sempre foi a abordagem mais eficiente na educação da Melinda e do Teodoro. Nunca fui de tatibitate, sabe? Lembro da Melinda no berço, com meses, e eu dizia para ela: "Filha, você tá chorando por quê? O que você quer? A mamãe já deu seu leitinho, você já trocou a fralda, já tomou banho, como posso te ajudar?". Fiz – e faço – o mesmo com o Teodoro: "Tá tudo bem com o Teodoro, tá tudo bem".

As pessoas riam, diziam que eles não entendiam nada, eram bebezinhos. Ah, entendem, sim. Sempre quis deixar claro para eles o que estava acontecendo. "A mamãe vai pegar você, vai te levar para lavar o rostinho, vai trocar sua roupa." Imagine que estranho se alguém pegasse você pela mão, pusesse água na sua boca, o colocasse para fazer xixi. Ou se desligasse sua TV no meio de um programa, ou interrompesse sua atividade de uma hora para outra. Seria invasivo, não é?

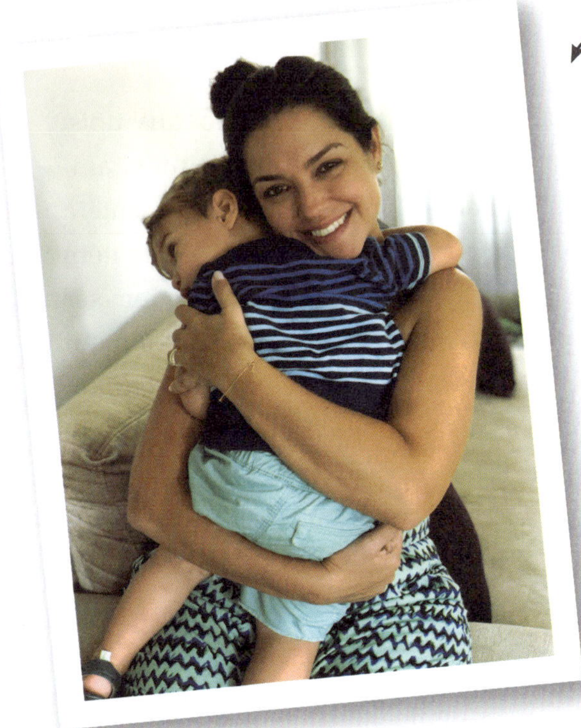

Teodoro

"Está tudo bem, Teodoro": às vezes tudo que eles precisam é de um chamego.

Melinda

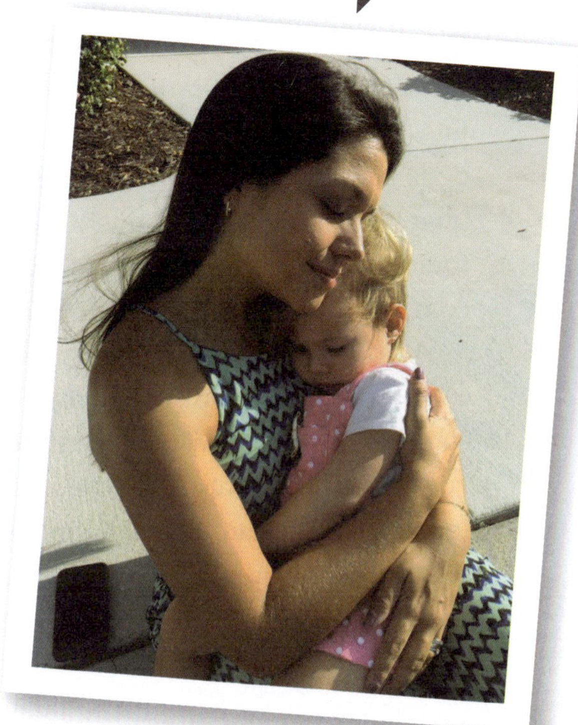

De novo, trata-se de respeito. E de dar tempo para a criança se sentir confortável e segura no mundo, dar espaço para ela se desenvolver. Por isso, sempre anunciamos as situações e fazemos combinados, avisando um e outro sobre o que vai acontecer logo mais. Esses acordos foram sendo construídos ao longo do tempo. Nos primeiros momentos, eles questionavam, pediam mais um pouco (de desenho, por exemplo), não aceitavam esses limites com tanta facilidade. Mas foram entendendo qual era o movimento e hoje já estão totalmente habituados a colaborar. Você pode imaginar a paz que isso traz? Para nós e também para eles. Ah, uma curiosidade interessante: para a Melinda, aviso e digo no final "Combinado?". Ela responde "Combinado" – ou, como era há pouco tempo, "Dadado" (fofa!). Para o Teodoro, essa palavra simplesmente não pega. Descobri que preciso dizer "Ok, Teodoro?". Aí, sim, ele responde com um ok. Crianças diferentes, palavras-chave diferentes!

Ainda sobre respeitar o tempo das crianças, me ocorre um exemplo clássico e muito comum na sociedade: completar a fala da criança. Certa vez, a Melinda contava uma história para minha mãe e titubeou um pouco na hora de seguir com a frase: "Eu estava brincando no, no...". Minha mãe completou imediatamente: "Você estava no balanço da vovó, não é?". O que está acontecendo ali é importante, pois é a construção de um raciocínio, um processo criativo, um resgate de memória, uma busca de palavra, a formação de uma frase. A criança precisa de tempo para pensar, analisar a fala, se escutar. A interrupção não faz sentido. "Espera, vovó, é ela que está contando a história, vamos ouvir. Melinda, onde você estava mesmo?" "No balanço, mamãe", ela retomou.

Gosto de dedicar esse tempo à educação deles porque meu trabalho, que é feito de casa na maior parte do tempo, me permite. E, claro, sei que tenho o privilégio de poder fazer isso, que não é a realidade da maioria das mães, grande parte das mulheres precisa retornar rapidamente ao trabalho.

Esse investimento neles tem retorno para mim também, pois aprendo muito com o exercício da maternidade. Gosto do esforço diário, do perrengue, me dedico a ouvi-los, não os atropelo. Prefiro estimular um raciocínio a entregar a solução pronta. É mais desafiador, claro, mas quero que eles se sintam seguros para tomar decisões. Algo que repito muito é: "Melinda, tá certo isso?", "Teodoro, precisa?". Está posta a questão. Se eles estão em cima da tal mesinha de centro, eu não me desespero. Pergunto o que eles acham. Quando respondem saindo, eu elogio a atitude. A informação já estava dada, e confio na capacidade deles de usá-la.

Agora, corrijo quando eles falam errado, por exemplo. Exijo que falem corretamente de imediato? Não, estou atenta às limitações. Mas, de novo, acho justo dar a informação. Eles vão usá-la quando chegar a hora certa. Também procuro esclarecer as situações que se apresentam. Esses dias a Melinda estava chateada por não conseguir ajoelhar em uma cadeira, e eu expliquei para ela: "Sabe por que você não consegue? Porque essa cadeira roda e, quando você tenta, ela dá uma sambadinha. Entendeu?". "Ah, tá, entendi, mamãe."

Ouvi de uma conhecida um relato que fez muito sentido para mim. Ela contava que o filho, quando adolescente, lhe fez o seguinte pedido: "Mãe, na boa, o que você realmente quiser que eu ouça, me fala logo, sem rodeios, porque todo o resto eu não vou dar conta de prestar atenção. Não dá um monte de volta, dá a informação e pronto". Adoro essa história e tomo isso para a vida. Procuro ser precisa e direta com as crianças. E não só com as crianças, mesmo com o Michel, com a minha família e com as amigas procuro falar, me comunicar. E gosto que façam o mesmo comigo. "Achei que você fosse entender", "Achei que estava claro": tudo isso abre espaço para ruídos e mal-entendidos.

Me preocupo não só em me expressar bem, mas também em estabelecer uma relação em que haja comunicação real e livre. Meus pais, por exemplo, foram muito bem-sucedidos nesse ponto. Em casa, tudo podia ser falado. Qualquer assunto. Não havia tabus. Tanto que nunca tive pressa de morar sozinha, mesmo quando já era possível bancar a minha vida. Eu me sentia absolutamente livre, tinha a minha privacidade respeitada. Sempre os tive como amigos, confidentes, nunca precisei buscar fora de casa respostas para as minhas dúvidas. Quero que a Melinda e o Teodoro, quando maiores, saibam que também podem contar comigo para esse papel de amiga, mas que nunca duvidem que o papel de mãe sempre estará disponível.

E eu estou. Penso que precisamos estar. Inclusive para flexibilizar os planos sempre que necessário. Outro dia, chegamos em casa, a Melinda e eu, de um dia difícil. Ela tinha ido ao pediatra, tínhamos passado um bom tempo fora. Ela me pediu para assistir um desenho. Minha ideia era levá-la para o banho, dar o jantar, mas entendi que o desenho cabia ali. Acionei um método que usamos desde que ela era muito novinha: "Vamos fazer o seguinte, vamos assistir a três desenhos, depois é hora do banho. Combinado?". "Combinado, mamãe." Fui anunciando à medida que os desenhos foram passando: "Este é o primeiro, agora o segundo, lá vem o terceiro". Assim que acabou, ela me entregou o controle e me deu a mão para que eu a levasse para o banho. É um acordo, chegamos juntas ao consenso de que vamos agir dessa forma. Funciona. Eu me lembro dela bebê ainda, e eu dizia: "Melinda, a mamãe vai rezar, sair e você vai dormir, combinado?". Enquanto ela não dissesse "dadado", não tinha acordo nenhum feito, eu ia perder! Mas, quando a gente conversava e ela dava o ok, eu tinha plena confiança de que ia dar certo. E dava. Tem dado certo até hoje. E o importante é que o combinado sempre seja cumprido por ambas as partes.

Importante: desenho desligado, faço questão de agradecer. "Mamãe ficou muito feliz, Melinda. Você combinou e me entregou o controle, que legal, filha!" Levo o elogio muito a sério, destaco, valorizo. Elogio e faço questão de dizer que me sinto uma mãe orgulhosa! É importante que eles saibam que são reconhecidos no que fazem certo. E mais, não acho que os erros precisem ser destacados sempre. Não digo coisas como "Viu como você estava errado?", "Viu como era melhor como eu falei?", "Ai, que feio fazer isso!". As palavras têm uma força muito grande. Nem sempre valorizo o erro, mas com certeza sempre enalteço os acertos.

Os combinados começaram a funcionar um pouco mais tarde com o Teodoro. Ter mais de um filho nos dá a oportunidade de entender que cada um recebe os estímulos de maneira muito diferente. É mais uma chance de repensar a abordagem. Quando preciso chamar a atenção da Melinda, por exemplo, digo: "Filha, olha para a mamãe". Ela para o que está fazendo na hora. Com ele, posso falar vinte vezes que não vai adiantar. Aprendi que usar algumas palavras-chave faz mais sentido quando é ele que precisa parar. Eu digo: "Teodoro, paciência, espera, calma". E ele responde: "Pá bom". As duas maneiras confortam ao mesmo tempo que alertam. "Paciência, calma" é o mesmo que dizer "Tenho todo o tempo do mundo

Farrinha na cama dos pais pode? Pode! Mas, na hora de dormir, cada um na sua cama, com a certeza de que quando acordar é só chamar: Mamããããe!

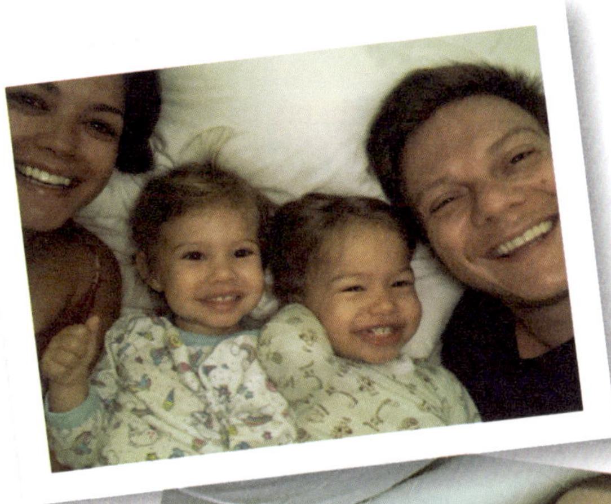

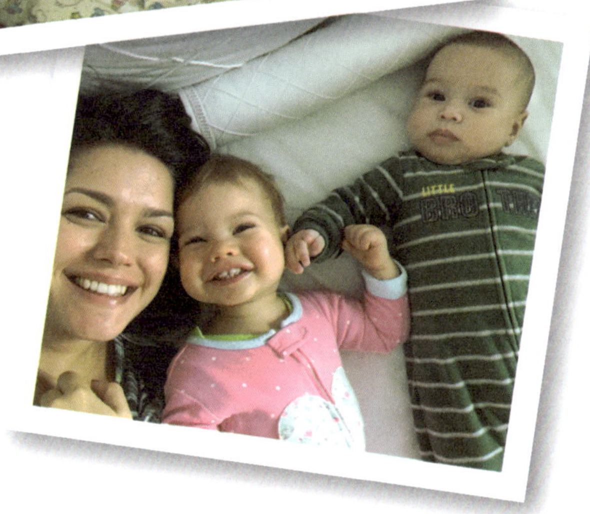

para te esperar". E "Olha para a mamãe" equivale a "Estou aqui com você".

Talvez por essa razão eu tenha me interessado por ler experiências de maternidade, e não manuais. Nunca gostei de ler sobre regras. Cada criança funciona de uma maneira muito particular. Já o Michel foi um grande leitor de conteúdos sobre gravidez e educação. Ele viaja muito e tem o hábito de baixar livros para ler durante o voo. Acabei gostando de algumas dicas que ele compartilhava ao voltar para casa. Uma delas, por exemplo, incorporei à minha rotina: antes de entrar no quarto do bebê, os pais deveriam parar, respirar, tentar deixar a energia do dia a dia fora daquele ambiente.

Isso faz todo o sentido para mim. Desde que as crianças nasceram, opero nesse canal, no que me faz sentido. A maternidade é o que faço de melhor. Tenho muito que aprender e aprendo também com eles no dia a dia. Tenho uma única certeza: a de que vou errar. Mas busco sempre acertar e sei que tenho dado meu melhor para eles. Quero que seja sempre assim, cada vez o meu melhor, por eles e para eles. Ter filhos me alimenta, me transforma. Uma mudança que dificilmente eu teria alcançado sem essa experiência.

EU + DIOGO LARA
SAÚDE EMOCIONAL

Diogo Lara é psiquiatra, neurocientista, autor de *Imersão – um romance terapêutico* e um dos fundadores do Cíngulo, um aplicativo de autoconhecimento para a saúde emocional. Por meio de um longo e amplo estudo, sua equipe conseguiu ranquear os fatores que contribuem para criar crianças (e, por consequência, adultos) emocionalmente saudáveis. Nesse papo, a gente fala da importância dos pais na construção da autoestima da criança.

Olhar no olho e abaixar até a altura da criança para falar com ela são práticas que fazem efeito?
É muito bom olhar no olho, conversar, abaixar, tocar a criança, modular o tom de voz; assim, os pais mostram que estão em sintonia com ela e atendem às suas necessidades. Porém, não adianta se abaixar e não se conectar com a criança, ou, ao contrário, intimidar ou ser autoritário. O fundamental para ela é ser vista, reconhecida, validada e respeitada. Isso tudo ajuda a construir a autoestima, e esse conceito de si mesmo vem desde muito cedo, de um tempo que a gente nem se lembra, até os 3 ou 4 anos de idade.

A falha na construção da autoestima tem implicações na vida adulta?
Com certeza. Coordenei um estudo amplo na PUC-RS, por quinze anos, feito com participação anônima via formulário on-line. Com os mais de 100 mil resultados, conseguimos realizar diversos cruzamentos de dados e medir o que é mais importante na construção de uma infância saudável do ponto de vista psicológico. Concluímos que é possível

listar esses fatores, desde o que causa o maior até o menor impacto. Descobrimos que faltar com o respeito é o fator mais danoso de todos.

O que é exatamente respeitar uma criança?

Antes, os estudos focavam apenas o abuso sexual e físico sofrido na infância. Mais recentemente é que se começou a medir o abuso emocional, que é basicamente ouvir coisas que machucam, como ofensas, rótulos e comparações negativas. Quem sofreu abuso sexual na infância apresentou duas vezes mais chances de ter tentado se matar alguma vez. Já quem sofreu bastante abuso emocional teve uma chance vinte vezes maior de tentativa de suicídio. Nós somos seres interdependentes afetivamente e progredimos no mundo de maneira coletiva. Atitudes desrespeitosas dos pais levam a raiva, ansiedade e grande sensibilidade emocional a críticas, rejeição e estresse.

Quais outros fatores importam?

Estabilidade é o segundo deles: famílias conturbadas emocionalmente, com muita discussão e gritos, deixam a criança insegura com tanta imprevisibilidade. É a receita para criar pessoas ansiosas e com necessidade de controle. Em terceiro, vem o amor: na pesquisa, apenas 20% dos participantes responderam que se sentiram amados na infância; 50% escolheram a opção "mais ou menos"; e 30% não se sentiram amados em absoluto. Essa falta gera adultos entristecidos e é fator de risco para a depressão. São oito fatores ao todo. Os outros cinco dizem respeito a oferecer limites, estabelecer rotina, dar apoio, incentivar os desafios (possíveis de serem superados) e estimular (no sentido de brincar junto, não de oferecer telas).

DICAS DA TATÁ

- Converse com suas amigas que vão ter filhos sobre a real da maternidade. A real mesmo, sem romantizar nem assustar.
- Encontre o seu jeitinho de maternar e mantenha-se firme. Não existe garantia de sucesso nas fórmulas prontas.
- Quando o comportamento das crianças desandar, tenha paciência. Com elas e com você também: tome seu tempo para não responder na afobação.

11

Para cada filho, uma mãe

A chegada da Melinda e a do Teodoro foram experiências completamente diferentes. Gosto de ter vivido dois roteiros tão particulares e hoje fico pensando que também seria emocionante ter o terceiro ou quarto neném (calma!), só para sentir o que é um parto normal controlado, um outro no susto, com direito a bolsa estourando e tudo... Estou brincando, mas falo sério quando digo que cada situação pede uma atitude diferente; para cada filho, uma mãe. Lembram que contei da delícia que foi sair da sala de parto levando o Teodoro já no meu colo? Pois bem, quando decidi escrever este livro, prometi a mim mesma não ficar só nas delícias e falar da maternidade em que acredito: a de verdade.

Teodoro nasceu saudável e forte. O Michel e eu, depois do susto, nos mantivemos calmos e felizes, fizemos fotos com o neném, esperamos todo o procedimento da cirurgia acabar e saímos da sala, já nós três, em direção ao quarto.

Ainda no corredor, comentei com o Michel que tinha alguma coisa errada. Ele, no desejo de me tranquilizar e pensando que meu medo fosse que o Teodoro caísse, dizia que nosso bebê estava amarradinho, seguro. Mas não era isso, eu não conseguia abrir o olho. "É assim mesmo, não é para abrir o olho. Descansa, fica quietinha, curte esse momento", ele tentava. Mesmo ainda tonta da anestesia, consegui explicar o que se passava. Meu rosto estava inchado, muito inchado, e essa era a razão dos olhos fechados. Quando ele entendeu que o que via era uma reação alérgica importante, acionou a equipe, que correu conosco até o quarto para tentar cortar o processo. Calcule a adrenalina. Fizeram tudo o que era preciso; o edema não cedeu imediatamente, a reação alérgica, sim, mas as fotos desses primeiros dias são impressionantes.

Tanto que tive certo receio de assustar a Melinda quando ela chegasse ao quarto para visitar o irmão. Não era essa a minha única ansiedade, confesso. Eu queria muito vê-la. Minha nenezinha que não tinha ainda nem 1 ano, que estava em casa sozinha – com muitas aspas, já que estava com os avós –, porque o pai estava comigo. Temia tanto que ela chegasse com meus pais e com a dinda (minha irmã), visse aquele cenário, o Michel e eu com o Teodoro no colo, e pensasse: "Ah, beleza, então era isso que estava acontecendo aqui enquanto eu estava lá em casa". E, por outro lado, eu entendia a grandeza do momento e queria que fosse uma experiência marcante para eles. Na verdade, eu queria que fosse perfeito. Seria o primeiro encontro de duas pessoas que estariam ligadas para sempre. E foi tão lindo! Um dos momentos mais lindos que vivi até hoje. Foi emocionante, mágico. Não conseguia conter o sorriso! Um misto de frio na barriga com falta de ar. Era o encontro dos meus filhos, meus maiores amores. Foi surreal. Obrigada por isso, Senhor.

Ela ria tanto, aquela gargalhadinha meio nervosa, comovida, talvez. Ela foi encostando a boquinha, como quem vai dar um beijo, ficou meio sem saber o que fazer e deu uma lambidinha nele, acredita? Ela nunca tinha dado um beijo de verdade, digo, aquele movimento do beijo que estala mesmo. Pois depois da lambidinha ela afastou o rosto, riu de novo, foi lá e tascou o primeiro beijinho da vida no irmão. Ah, que amor! Nunca imaginei tamanha emoção. Não vou me esquecer daquela sensação, meus olhos mal acreditavam no que viam. Ali estavam meu marido e meus filhos, minha tão desejada família. Estávamos completos. Senti que era inteira, grandiosa, realizada.

Aquela cena foi muito importante para mim. Quando engravidei do Teodoro, não me saía da cabeça o que essa proximidade causaria na Melinda. Será que ela ficaria com a impressão de que não tinha sido suficiente? Essa coisa do segundo filho tão pertinho levantou em mim uma série de questionamentos. Lembro de perguntar para a minha mãe: "Numa boa, quando eu nasci (sou a caçula), você conseguia me amar do mesmo jeito?". E ela respondia, obviamente, que sim. Mas eu não sei se acreditava muito. Como cabe tanto amor? Como pode se emocionar do mesmo jeito no parto, nos marcos de crescimento? Como é isso? Não é possível! Amar o mesmo tanto, com a mesma intensidade.

Hoje entendo que é absolutamente possível. Tive essa certeza desde o primeiro momento. É claro que pode haver uma facilidade maior de lidar com um ou com o outro na hora de

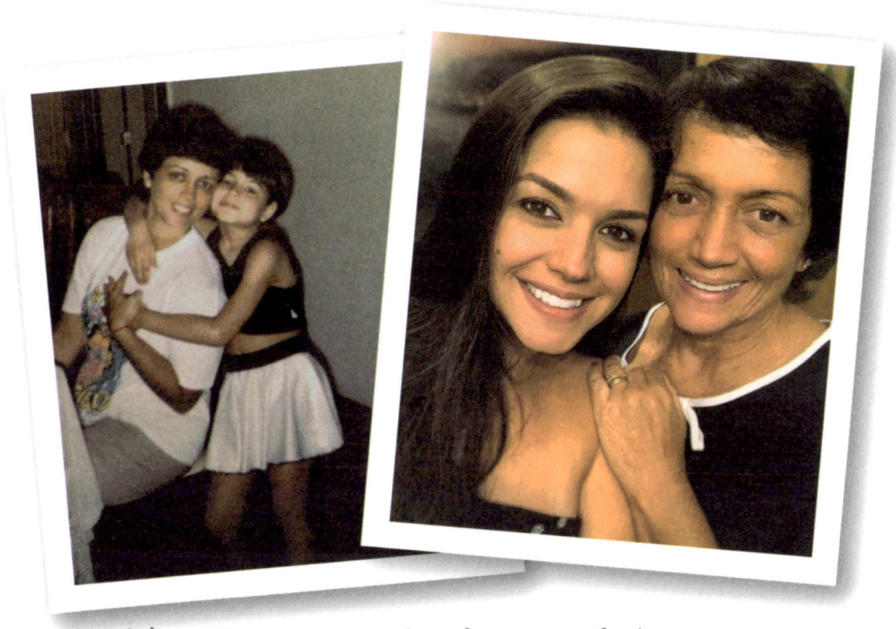

Minha mãe e eu, quando criança, e nós duas agora: amo ser mãe, mas ser filha é muito bom também!

se comunicar, por exemplo, ou uma afinidade para certos gostos, mas o amor... é o mesmo, juro! Na mesma proporção, na mesma intensidade.

Quando eles eram bem novinhos, vivi dois momentos que parecem ter acontecido para ilustrar esse equilíbrio de importância. O Teodoro era pequenino ainda e um dia, sem nenhuma razão aparente, deu um tapinha na Melinda. Mas aquilo me doeu um tanto, eu fiquei muito impactada. Falei para ele imediatamente, com toda a firmeza na voz: "Não faça isso na irmã. Peça desculpas para ela. A gente não bate em ninguém. É só carinho". Na mesma velocidade, devolvi para ela: "Filha, o Teodoro não sabe falar, mas, se ele soubesse, pediria desculpas agora e prometeria não fazer mais". Depois de tudo resolvido, me peguei pensando se minha raiva tinha sido maior porque foi ele nela, e não o contrário. Só precisei de alguns dias para descobrir que não. A cena se repetiu, mas agora era a Melinda quem batia. O impacto foi o mesmo, e a reação, também.

Administrar situações iguais é fácil, difícil é contornar as diferenças. A fase em que os dois estão agora tem nos colocado diante desse desafio. Às vezes tento explicar para a Melinda que algumas conquistas do Teodoro que comemoramos, e que notamos incomodá-la, ganham essa relevância por causa da idade dele. Digo que ele é um bebezinho pequeno ainda e que bebezinhos são diferentes. Dia desses ela devolveu: "Mas eu também sou bebezinha, não sou?". Em outra situação, disse que o Teodoro era um bebezinho e que ela era uma bebezinha adulta, pode uma coisa dessas? Devolvi: "Não, senhora. Você é uma bebezinha maior que o Teodoro, mas não é adulta". É uma ginástica, um desafio diário. Ao mesmo tempo que quero que ela entenda que algumas gracinhas só são fofas porque ele é uma criança de 2 anos, não quero que ela ache que é uma adolescente, ou ainda que tente voltar as etapas que já superou. Ela é fofíssima também, mas em outras coisas, cada um na sua fase.

Vez por outra, me sinto errando essa medida. Como no dia em que disse para ela: "Filha, você já tem 3 anos, não é mais para fazer esse tipo de coisa". Como assim, Thais? São só 3 anos, e não "já" 3 anos! Também não me privo de pedir desculpas, vou lá e dou meu texto: "Tá tudo bem, Melinda, daqui a alguns dias você não vai fazer mais assim, certo? Você vai aprender. Mamãe falou besteira, falou errado". Acho importante que eles saibam que eu erro também e reconheço meus erros.

É tão bonito ver como eles reagem a tudo isso! Aos erros, às tentativas, a todos os ensinamentos. Cada um de uma maneira superparticular, exatamente como nos partos. A Melinda sempre firme, e o Teodoro, tranquilão. Um exemplo da firmeza dela é a fala. Ela não só se policia para falar corretamente, mas também se corrige quando não gosta da formulação da frase: "Não, não é assim. Vou falar direitinho", e repete o que queria dizer. Já o Teodoro andou muito mais rápido do que ela. Ele praticamente pulou a fase de engatinhar para andar direto.

Ter dois filhos me trouxe esse ensinamento – que vale também para as mães que comparam seus filhos com outras crianças: é preciso cuidar das nossas expectativas, não fazer delas

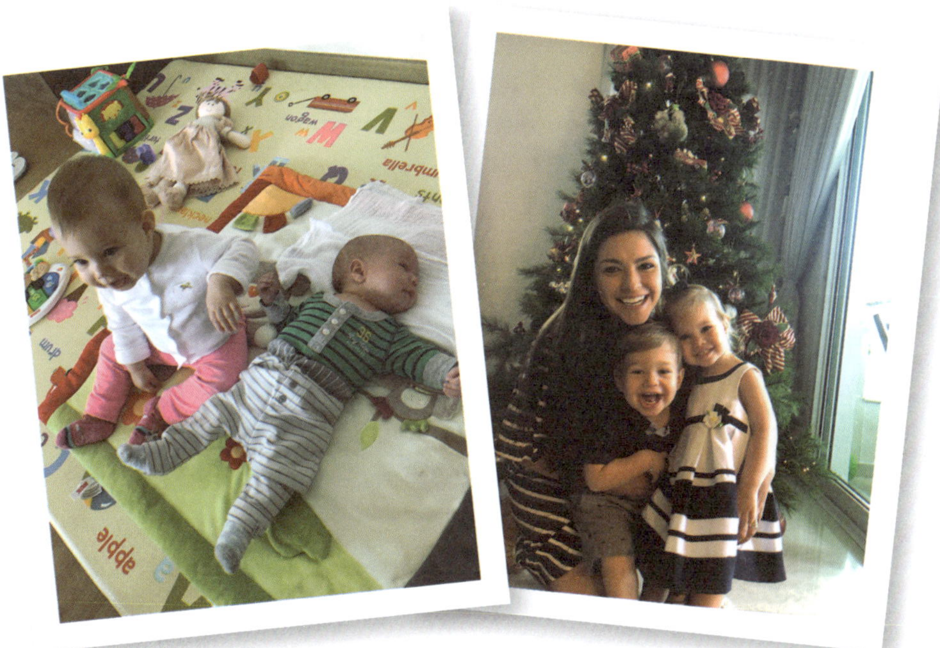

Melinda e Teodoro: juntinhos desde sempre e para sempre.

um peso para eles, e que cada um tem o seu próprio tempo. Quando a Melinda nasceu, lembro de me preocupar muito com as conquistas de cada fase: "Será que ela já deveria estar falando 'mamãe', será que já era para ter começado a comer sozinha, será que não deveria ter tentado fazê-la sentar?". Foram questionamentos que me causaram certa ansiedade, típicos de mãe de primeira viagem. Com o tempo, fui entendendo que essas faixas são mais elásticas do que a gente imagina. Se os pais estão atentos, a criança vai mostrando quando está pronta para essa ou aquela atividade. E aqui vale dizer que estar atento não significa sentar e esperar: é preciso também estimular as crianças – sem neura, mas dar informação.

O vocabulário é um bom exemplo. Penso que é preciso não ter medo de introduzir palavras novas. Quando estou comendo com eles, não uso expressões infantis para dizer que "Minha barriguinha já está cheia". Por quê, se não falo assim? Digo que estou satisfeita. Rapidamente eles entendem o que significa. A Melinda hoje diz, bonitinha: "Estou satisfeita". É importante não subestimar, pois eles querem aprender. Acredito que a única coisa que a gente precisa fazer é facilitar esse acesso. O Teodoro, com menos de 2 anos, já conquistou um vocabulário impressionante para a idade dele, talvez até mesmo antes da Melinda. Um pouco por causa desse nosso exercício, mas também muito com a ajuda da própria irmã, que repete com ele os estímulos que demos a ela. Assim eles foram construindo a relação que têm até hoje, são apaixonados um pelo outro, se admiram, trocam olhares de "Estamos juntos". E tudo começou ali, naquele beijinho. Não vou mentir: tenho um orgulho muito grande desses parceirinhos.

EU + CRISTINA SANTOS

COM A PALAVRA, A VOVÓ!

Pensei muito em quem deveria chamar para conversar sobre a educação de mais de um filho. Alguém que pudesse nos dar dicas de como criar um ambiente de parceria saudável, que trouxesse uma perspectiva rica em sabedoria e amor, e achei que você deveria conhecer uma especialista. Ela é Cristina Santos, minha mãe!

Mãe, antes de você nos ensinar seus truques, me conte se a gente segue aprendendo a ser mãe para sempre, mesmo quando já somos avós?
Olha, venho aprendendo, sim. Eu perdi minha mãe quando tinha 16 anos, éramos eu e minha irmã, que àquela altura tinha 12. Então penso que ainda precisava ter aprendido algumas lições com ela, mas não houve tempo. Quando a Tatiana, sua irmã, nasceu, senti essa falta de maneira muito concreta. Hoje, vendo as suas conversas com a Melinda e o Teodoro, esse jeito como você e o Michel conseguem dar limite na calma e como ela entende o que está sendo dito, aprendo. Meu desejo é ficar só ali admirando, sabe? Aplaudindo, até. Gostaria de em alguns momentos ter tido mais paciência, ter dispensado o castigo, ter conversado mais.

Mas tem algumas coisas parecidas no nosso jeito de ser mãe, não tem?
Ah, sim: a dedicação, por exemplo. Cada uma à sua maneira. Quando a Tatiana nasceu, eu trabalhava e larguei tudo para ficar com ela. Essa dedicação de estar presente em todos os momentos, eu tive. E sinto que você, embora

trabalhe bastante, tem também. Quando faz questão de pegá-los no quarto todo dia pela manhã, estar ali quando eles acordam, por exemplo, quando vive a maternidade com gosto, educa sem preguiça, se esforça no desejo de que eles sejam pessoas boas, gente de verdade. Isso, temos em comum.

Como foi para você a decisão de ter o segundo filho?
Seu pai queria um filho homem, tinha até nome, era William pra cá, William pra lá. Mas aí veio a Tatiana, nós brincávamos dizendo que estávamos tentando um menino, mas não era isso. Eu sempre soube que queria ter dois filhos, independentemente do sexo. E, quanto à diferença de idade, tem até uma história engraçada. O intervalo entre nosso namoro e noivado foi de três anos e meio; entre noivado e casamento, mais três anos e meio; e entre a Tatiana e você? Três anos e meio, claro! Foi uma diferença de idade muito boa. Ela, já maiorzinha, curtiu muito sua chegada. Sempre que recebíamos uma visita, ela queria estar com você no colo. A neném não era nem a minha filha, nem a filha do seu pai, era a irmã dela. Um dia, minha comadre chegou para visitar, e, quando se aproximou para pegar em você, ela a puxou, numa atitude de proteção tão rápida que você caiu. Mas caiu na cama onde ela estava sentadinha, graças a Deus. Hoje, vejo essa proteção nas fotos da infância, ela sempre com o bracinho por cima do seu ombro, como quem diz "Estamos juntas!".

E como vocês prepararam a Tatiana para essa chegada?
Fomos bem cuidadosos com isso. Conversamos muito com ela. Naquela época seu pai trabalhava no bairro do Botafogo, e, como eu disse, eu não tinha minha mãe por perto

ou qualquer outra ajuda durante as horas do expediente dele. Tatiana já frequentava a escola em apenas um período, então facilitaria um pouco a rotina. A novidade foi que, atendendo a um pedido dela, Tati passou a ir para a escola e voltar para casa de condução. Nossa, como ela amava aquilo! Voltava cantando com as amigas numa empolgação tamanha que, por vezes, era difícil tirá-la do carro. Mas foi uma mudança que se deu a poucos meses do parto. Aí ela sentiu. A professora nos ligou e, quando você já tinha cerca de 3 meses, passamos a nos organizar para levar e buscar sua irmã, levando você junto. Ela amava mostrar a irmãzinha para as outras crianças. Essa é uma boa dica: evitar mudanças bruscas, que possam ser associadas à perda, muito próximas do nascimento do irmão.

Vocês tinham algum truque para estimular a parceria, e não a competição?

Primeiro de tudo, escutar os filhos nas suas diferenças, respeitar o jeitinho de funcionar de cada um. Vocês duas, embora sejam ambas muito independentes, viviam essa liberdade de maneiras distintas. A Tati, por exemplo, saiu de casa pouco antes de completar 18 anos para estudar em Londres e desde então passou a morar sozinha, dar conta da vida dela – claro que sempre presente, conversando conosco, mas foi alguém que nasceu para o mundo. Você, que começou a trabalhar tão novinha e poderia sair de casa quando bem entendesse, é mais apegada e optou por ficar conosco por mais tempo. Lembro muito bem, quando a acompanhava nos compromissos de atriz, de sua firmeza para tomar todas as decisões. Você buscava no meu olhar uma aprovação, mas, no fim das contas, sabia exatamente o que queria. Criamos esse ambiente de liberdade e, naturalmente, sentimos falta de vocês em casa, mas nos orgulhamos por vê-las felizes. É o que sempre quis para vocês: que fossem felizes e livres. E tinha também outros truques mais simples, como o do dia par e ímpar, lembra? O dia da Tatiana era o par, e o seu, o ímpar. Se seu pai chegasse com um brinde ganho do trabalho, por exemplo, a decisão de quem ia ficar com ele era simples: hoje é dia par ou ímpar? Se a disputa fosse sobre qual canal de TV assistir, de quem era a vez de lavar a louça, de novo, hoje é par ou ímpar? Era até divertido e evitava muitos conflitos.

O que você diria para as mães de primeira viagem?
Viva intensamente cada pedacinho do processo: a barriga, o nascimento, o desenvolvimento do bebê. Tenha calma para entender o que o seu bebê está tentando mostrar. O bebê dá todos os sinais, escute. Se puder fazer um curso pré-natal, vá também; se ajuda, por que não? Mas, antes de qualquer coisa, confie em você, no seu corpo, na sua capacidade de ser mãe. Eu sei que criar um filho não é fácil, mas acredite: é mais simples do que parece.

E para as avós?
Além de curtir muito esses pequenininhos, que procurem dar continuidade à educação que nossos filhos – os pais – escolheram para as crianças. Que observem para manter o combinado, que não tentem educar, não é a nossa tarefa. Estejam por perto para beijar, abraçar, sentir o cheirinho dos netos, mas procurem não ultrapassar os limites dos pais. Aproveitem, aproveitem e aproveitem o seu papel na relação. Gente, que amor é esse que se tem por um neto?

É maior do que amor de filho?

Ah, isso, não. Amo muito meus netos, muito mesmo. Mas ninguém no mundo é mais importante que minhas filhas. Elas estarão para sempre em primeiro lugar.

DICAS DA TATÁ

- Não se preocupe: é possível, sim, amar dois, três, quatro, quantos filhos você tiver, na mesma intensidade. Juro!
- Dê o crédito para o irmão mais velho quando ele serve de exemplo positivo para o mais novo. É importante que ele se sinta orgulhoso por ser parte do desenvolvimento do mais novinho.

12

Por que dispensamos o cadeirão

Quantas comemorações são feitas em volta da mesa? Comer, mais do que mastigar e engolir, é também motivo de encontro, boa conversa, grandes anúncios. Por que, então, um bebê precisa comer sozinho, afastado de todos? Como já contei, eu e o Michel adoramos sair para jantar, receber amigos para um bom churrasco, preparar uma fondue só para nós dois. Foi com esse astral lá em cima que coloquei a primeira colherzinha de maçã raspada na boca da Melinda. Achei que fosse ensiná-la, mas também aprendi bastante.

Imagine o que é tomar só leite, todo dia, o dia inteiro, durante meses, e depois sentir o gosto de uma maçã raspadinha pela primeira vez. Deve ser maravilhoso! Era o que eu imaginava no primeiro dia da introdução alimentar da Melinda. Raspei uma maçã com a alegria de quem apresentaria uma coisa maravilhosa para a filha. O doce, o salgado, o amargo...

Ela começaria ali a conhecer sabores diferentes e estar à mesa. Ia provar a doçura da maçã! E... adivinhe o que ela fez?

Cuspiu tudo, claro! O que quer que fosse aquilo, não era leite. E, por isso mesmo, tinha outra textura, outra temperatura, outro sabor. Exigia um movimento que ela ainda precisaria aprender a executar. Era o novo. Uma surpresa e tanto para mim, que imaginei outra cena, e também para ela, que devolveu muita frutinha e papinha até tomar gosto pela comida. Seguimos o caminho clássico: primeiro as frutas, depois os legumes salgados. Esquenta a papinha, esfria, faz mais grossa, mais líquida, muda o pratinho, a colher. Testei todas as técnicas possíveis. Até que, um dia, observei o comportamento dela à mesa. A Melinda apontava para o meu prato, fazia barulho como quem pede para provar.

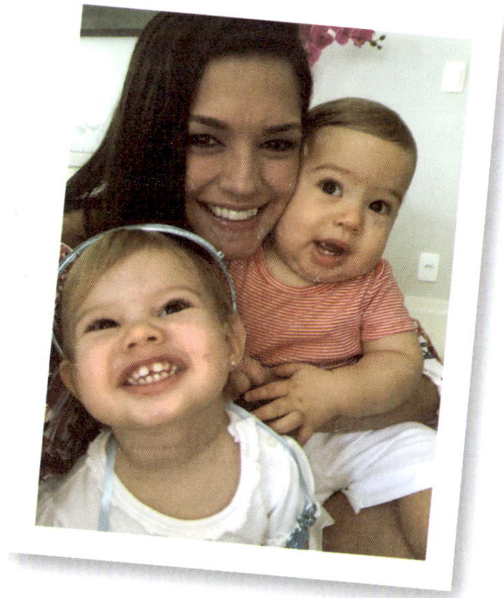

Hora de comer é hora de comer. Mas tem hora de brincar e dar muita risada também!

É aqui que respondo à pergunta que dá título ao capítulo: dispensamos o clássico cadeirão porque a ideia de alguém que come sozinho, fora do horário das refeições da família, em uma altura diferente, longe da mesa, longe da conversa do pai e da mãe, nunca me pareceu atraente. Tanto a Melinda quanto o Teodoro logo começaram a fazer as refeições conosco, na mesa, sentados em cadeirinhas que se adaptam à cadeira normal.

Bingo! Ela me viu comendo. Aproveitei para colocar a papinha dela na minha frente e comi uma colherada. Até tenho isso registrado em vídeo! A Melinda olhava, e eu dizia: "Você quer provar a comidinha da mamãe? Então tá bom, prova. Ai, que delícia, Melinda". Acredita que foi a partir daí que ela engatou? O Michel achou aquilo uma sacada de gênio. Improvisei e funcionou. Está aí uma boa palavra para a maternidade: "improvisar". Mas também conta muito o fato de termos optado por comer juntos. Quantas vezes não ficamos com vontade de provar um tiquinho do prato do outro? Um típico comportamento de quem faz as refeições à mesa, em família ou entre amigos.

A tal sacada de gênio, de provar a papinha dela, também faz sentido porque acreditamos que as crianças aprendem com o exemplo. Além de comer na mesa e sem distrações, sempre pergunto por que eles não querem mais comer quando sinalizam. "Está satisfeita, Melinda?", pergunto. Ela agora já entendeu o que isso quer dizer e avisa espontaneamente: "Estou satisfeita". E o Teodoro segue no mesmo caminho: "Tatisfeito". Mas, obviamente, antes de chegarmos a esse ponto, passamos por vários processos: a fase em que cospem porque estranham, aquela em que não querem comer por causa do nascimento dos dentes, quando enjoam do tempero... Acredite: são fases, passam. Às vezes até podem demorar, causam agonia, preocupação, impaciência por querer resolver a situação, mas passam! Aqui em casa algumas vezes aconteceu de não quererem comer para pular direto para a frutinha. O que fizemos? Paramos de dar a fruta até entenderem que só teriam a sobremesa se comessem bem (não quer dizer tudo!) a refeição que vem antes.

A escolha dos alimentos em casa é balanceada e saudável. A Melinda e o Teodoro raramente comem fritura e não ingerem nada de açúcar adicionado ainda, nem tomam suco de fruta – o suco, que considerávamos tão inofensivo, passou de saudável a inimigo por causa da quantidade enorme de frutose no copo, que cai como uma bomba no metabolismo da criança e pode contribuir para a obesidade. Minha mãe por vezes pergunta: "Filha, nem um suquinho? Você adorava suco de laranja com mamão", kkkk... Mas suco e açúcar, pelo menos por enquanto, não são negociáveis.

Outros itens até são. Um dia, por exemplo, a Melinda me disse sobre seu prato de legumes: "Mãe, eu não adoro aspargos" (bonitinha!). Tinha o tomatinho, que ela ama, tinha milho, brócolis, que eu sei que ela come, e duas novidades: ervilha e aspargos. Diante do "Mãe, não quero, eu não adoro aspargos", pedi que escolhesse qual dos dois ela preferia provar. Comeu a ervilha, está ótimo. Na próxima, tenta os aspargos. Eles estão aprendendo ainda, portanto vamos aos poucos, com paciência. O importante é que a refeição seja agradável. Por aqui, tem sido!

EU + LENYCIA NERI

INTRODUÇÃO ALIMENTAR

Tem dúvidas sobre a papinha da introdução alimentar? Está sem argumentos para explicar aos avós por que não se oferece mais suco para os bebês? Bati um papo com a nutricionista Lenycia Neri, do Ambulatório do Instituto da Criança, do Hospital das Clínicas de São Paulo, para você se armar dos melhores argumentos e passar por essa fase mais confiante.

Qual é a textura certa da papinha na introdução alimentar?
Para acertar no ponto, basta cozinhar os alimentos e amassar, só isso. Não precisa liquidificar, não precisa peneirar. O resultado é uma papa consistente.

A partir de que idade se deve passar da papinha ao prato de comida convencional?
A mãe, o pai ou o cuidador vão observar a criança e mudar a textura do alimento, de amassado com garfo para minipedacinhos em diante, numa evolução que vai de acordo com a aceitação dela. Por volta de 1 ano de idade, ela já estará comendo os mesmos alimentos (saudáveis) presentes na mesa da família, porém em pedaços menores.

Como saber quando um bebê ou uma criança estão satisfeitos?
As crianças nascem com a sensação de fome e a de saciedade muito bem estabelecidas. Quando o bebê recusa a alimentação, é porque não quer mais comer. Mas, para que essa autorregulação seja confiável, é preciso oferecer as refeições nos momentos certos, estabelecer um padrão.

Crescemos ouvindo que tínhamos de raspar o prato. Hoje em dia, é o contrário. Como lidar com a criança nesse sentido?
Nunca se deve estimular raspar o prato. O ideal é comer de tudo e comer bem, num clima agradável. A melhor regra a seguir é esta: a criança determina o quanto come, e os pais determinam o horário, o tipo de alimento oferecido e onde comer. Se ela não quis comer no almoço, muito provavelmente vai ter fome no jantar. Não precisa substituir a refeição por algo de que a criança goste e que não seja saudável, ou próprio de uma refeição, por medo de que ela vá passar fome.

Devemos deixar ou impedir que o bebê ou a criança manipulem a comida no prato?
Deixar, sempre! Isso faz parte da experiência sensorial da criança. Ao pegar o alimento, ela sente o cheiro, o gosto, a textura, a temperatura. Deixar que ela se interesse e participe desse momento é um bom estímulo para a hora da alimentação, afinal, comer não é apenas mastigar e engolir; tem a ver com participar, provar sabores e ter um momento prazeroso em família. No início, faz mais bagunça, mas depois tudo vai melhorando.

Dispensei o cadeirão por entender que o momento da alimentação deveria ser feito em família, na mesa. Essa prática faz diferença?
O mais importante aí é a escolha de trazer os filhos para a mesa da família, sem TV ligada ou outras distrações. Se o que a pessoa tem disponível é um cadeirão, basta aproximá-lo da mesa e fazer a refeição junto.

Por que o suco faz mal à saúde das crianças?

Sucos, mesmo os naturais, feitos em casa sem açúcar adicionado, têm quantidade excessiva de frutas, portanto, excesso de frutose, que é o açúcar da fruta. Outra: o suco não estimula a mastigação e tem menos fibras. Esses fatores podem contribuir para a obesidade infantil; por isso, deve-se preferir a fruta *in natura*, quando se quer oferecer esse alimento, e água para prover a hidratação.

A água deve fazer parte da alimentação dos bebês?

A água deve ser introduzida no mesmo período da alimentação complementar, ou seja, a partir dos 6 meses. Deve ser oferecida ao longo do dia, não no momento da refeição. A criança não tem uma percepção de sede muito boa; ela raramente irá pedir água. Normalmente, são os pais que oferecem. No momento da refeição, o consumo de água pode atrapalhar a mastigação ou acabar resultando em saciedade precoce, pela distensão abdominal. A quantidade de água a ser oferecida depende de vários fatores, como a temperatura do ambiente, por exemplo. Quanto mais quente o clima, maior a necessidade de água.

UMA BOA DICA

Para ter comida saudável e variada em casa, é recomendado seguir os passos abaixo, reproduzidos do *Guia alimentar para a população brasileira*, documento oficial do Ministério da Saúde em que são apresentadas diretrizes para a alimentação. Versão bem reduzida do guia, a lista a seguir é um conjunto de orientações que valem para a família toda, a qualquer tempo. Para copiar e colar na geladeira!

DEZ PASSOS PARA UMA ALIMENTAÇÃO ADEQUADA E SAUDÁVEL

- **Fazer de alimentos *in natura* ou minimamente processados a base da alimentação** (grãos, raízes, tubérculos, farinhas, legumes, verduras, frutas, castanhas, leite, ovos e carnes – e variar dentro de cada tipo: feijão, arroz, milho, batata, mandioca, tomate, abóbora, laranja, banana, frango, peixes etc.).
- **Utilizar óleos, gorduras, sal e açúcar em pequenas quantidades ao temperar e cozinhar alimentos e criar preparações culinárias.**
- **Limitar o consumo de alimentos processados** (conservas de legumes, compota de frutas, pães e queijos).
- **Evitar o consumo de alimentos ultraprocessados** (biscoitos recheados, salgadinhos, refrigerantes e macarrão instantâneo).
- **Comer com regularidade e atenção, em ambientes apropriados e, sempre que possível, com companhia.**
- **Fazer compras em locais que ofertem variedades de alimentos *in natura* ou minimamente processados.**
- **Desenvolver, exercitar e partilhar habilidades culinárias.**

- Planejar o uso do tempo para dar à alimentação o espaço que ela merece.
- Dar preferência, quando fora de casa, a locais que servem refeições feitas na hora.
- Ser crítico quanto a informações, orientações e mensagens sobre alimentação veiculadas em propagandas comerciais.

FONTE: *Guia alimentar para a população brasileira* - disponível para download no site da Biblioteca Virtual em Saúde: <http://bvsms.saude.gov.br/bvs/publicacoes/guia_alimentar_populacao_brasileira_2ed.pdf>. Acesso em 21/06/2019.

DICA DA TATÁ

♥ Adie o contato das crianças com o açúcar e frituras o máximo que puder. Eles vão ter uma vida inteira para comer um docinho, caso desejem.

13

Mais olho no olho, menos olho na tela

Fui comer uma feijoada com a minha irmã num sábado. Ela pegou a Melinda, eu peguei o Teodoro, nos sentamos. Montei um prato só para os dois e: boca de um, boca do outro, boca de um, boca do outro. Sem telas, sem desenho, sem babá. Gosto disso. Sabe o perrengue? Eu quero passar pelo perrengue e curtir esse momento pelo qual tanto esperei.

Se tem uma coisa de que não abro mão é pegar a Melinda e o Teodoro assim que eles acordam. Muito mais do que fazer dormir, pegar no berço de manhã é algo que adoro fazer. O Teodoro tem acordado primeiro, às oito horas. A Melinda tem esticado até 8h10. Eles têm uma mania gostosa de fazer uma preguicinha, e eu respeito muito esse momento. Pego cada um a seu tempo, troco a roupa, lavo o rostinho. E então começa um dos momentos mais importantes do dia: estarmos juntos à mesa. Descemos para tomar o café da manhã, só nós três, na maioria das vezes, porque o Michel acorda mais tarde; ou nós quatro, quando ele consegue encontrar a turma toda ainda na mesa. Se estou sozinha com os dois, sento no meio deles e dou comida a um e outro enquanto tomo meu café. Se o Michel está na mesa, administramos os dois, ajudando no que precisam. Também faço questão desse momento, além de pegar no berço, porque ali, com eles, aproveito para exercitar a atenção, conversar e olhar no olho. A mesa é perfeita para isso – e acho que as telas são o inimigo número um dessa prática.

Por aqui, desenho só foi liberado para as crianças a partir de 1 ano de idade, e sempre fizemos questão de assistir juntos, para ficar de olho e ajudá-los a fazer as melhores escolhas. Não à toa, optamos por não ter aparelho de TV em nenhum quarto, apenas na sala, onde ficamos juntos e interagindo sempre. A partir do gosto deles, montamos uma *playlist* com os vídeos que fazem mais sucesso, procurando diversificar e incluir clipes musicais também, assim eles se divertem perto da gente.

Geralmente, o horário do desenho é por volta das onze da manhã, quando eles já tomaram café e brincaram. Aí vêm o almoço, mais brincadeira, o sono da tarde, o lanchinho, um pouco mais de brincadeira. E olha que nem é todo dia, às vezes sugerimos uma atividade ao ar livre, e eles topam, nem sentem falta do desenho. Às 18h30 é a hora do banho, às 19h30, jantar, 20h45 é a hora do leite, e 21h, os dois para a caminha. Essa é a rotina atual deles.

Dou bastante importância à nossa convivência e também à mesa, que é o lugar onde a família se une para partilhar o alimento e também as notícias do dia de cada um. Por isso, durante a refeição, seja em casa, seja no restaurante, nada de desenho. Sempre fui assim. Mesmo morando sozinha, comia sem tela, sem novela, sem noticiário, e aproveitava para estudar um texto ou apenas refletir. E até hoje em dia, quando estamos no Rio de Janeiro com meus pais, sou conhecida por ser a primeira a desligar a TV quando chega a hora de almoçar ou jantar.

Consigo notar o resultado dessa prática com a Melinda e o Teodoro quando vamos em família a restaurantes. Todo mundo fica enlouquecido de ver, porque é a coisa mais bonitinha. É muito fofo! A gente chega, eles se distraem com algum livrinho, então fazemos o pedido do prato dos pequenos e seguimos conversando e brincando até a comida chegar. Para o casal, uma entrada para beliscar. Quando a comidinha deles está acabando, pedimos os nossos pratos e uma fruta para os dois. Enquanto comemos, eles estão entretidos

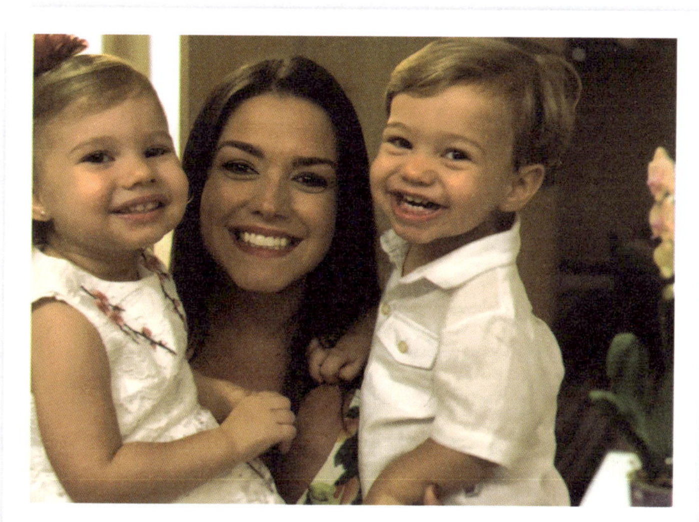

Aqui tem colo e olhar atento pra dois. Sempre!

com a frutinha. Quando acaba a frutinha, se ainda quisermos um tempinho a mais para curtir aquele momento, aí, sim, pode rolar um desenho. Mas durante a refeição, não. Assim não só diminuímos o tempo de tela, como garantimos diálogo e conversa olho no olho entre os quatro. Como foi seu dia, o que você fez, o que a gente vai fazer amanhã, você gostou daquele passeio? Tem funcionado. Na verdade, eles aprenderam que a mesa é para conversar desde sempre, desde a época da papinha. Desenvolvemos uma logística própria para fazer esse momento dar certo e tem sido ótimo, kkkk. Já no dia a dia, quando estamos em casa, enquanto eles comem, Michel e eu auxiliamos no que for necessário e aproveitamos esse tempo também para papear; quando estão quase acabando, nós nos servimos, e eles permanecem à mesa, comendo a frutinha, já que para isso não precisam do nosso auxílio, kkkk. Foi a forma que encontramos de fazer as refeições em família.

Isso me faz lembrar das nossas viagens de carro entre São Paulo e Rio de Janeiro. São seis horas de estrada. Mesmo assim procuramos limitar a tela, segurando o quanto possível, interagindo, conversando. Saímos de São Paulo conversando, e o pedido para ver o desenho vem depois de uma hora de viagem. "O papai tá usando o GPS e o celular da mamãe tá carregando, não dá agora." Acionamos as músicas da Disney e "músicas do papai" – eles adoram, porque temos uma playlist do Michel com músicas com sanfona. Só aí já temos algo perto de três horas de viagem. Paramos para almoçar, damos uma frutinha e finalmente liberamos o desenho, perto das duas últimas horas do percurso, quando eles também já estão cansados e vão logo pegar no sono. Perfeito. Porém, numa dessas ocasiões, saímos mais cedo de São Paulo, e a hora da música acabou durando menos. Lembra da flexibilidade que comentei? Pois é, coloquei o desenho e logo já era hora do almoço. Como sabia que, por causa do trânsito, levaríamos ainda muito tempo para chegar, cedi e deixei que comessem assistindo. Melinda estranhou: "Eu tô vendo desenho, não pode". Respondi que tudo bem, que a gente sabe que é errado, mas que a viagem estava longa e a mamãe e o papai sabem que é muito cansativo. Fiquei feliz de ver que eles entenderam algo que é tão importante para nós: que a refeição é a hora da família. Mas é importante também ter em mente os limites da criança. A viagem de carro pode ser cansativa, e, nessa hora, podemos ser flexíveis.

A redução do tempo de tela não é só uma questão das crianças. Eu também me policio. Tomo muito cuidado para que eles não me vejam o tempo todo no celular, não só por lazer – adoro redes sociais! kkkkk –, mas porque meu trabalho hoje em dia é, a maior parte do tempo, digital, já que não estou gravando novela. Às vezes, demoro para responder mensagens no celular por causa disso. Antigamente, você tinha que se programar, sentar no computador que ficava naquela mesa, naquele cômodo, naquele lugar destinado para isso. Acabou: hoje em dia todos somos muito imediatistas. Vejo que, se descuidar, fico o tempo todo trabalhando no celular. Isso reduz o tempo de qualidade com as crianças – você está lá, mas não está, e acho isso muito ruim. Por outro lado, amo o que eu faço, acho importante ter uma carreira e quero deixar para os dois, além do momento família à mesa, esse exemplo de mãe e profissional. O importante é saber equilibrar isso.

EU + DANIEL SPRITZER

TECNOLOGIA NA MEDIDA CERTA

Daniel Spritzer é psiquiatra da infância e adolescência e coordenador do Grupo de Estudos sobre Adições Tecnológicas, o GEAT. Neste bate-papo cheio de informações valiosas, ele explica por que as telas devem ser um ponto de atenção na criação das crianças, seja pelo tempo de uso dos pequenos, seja pelo tempo de uso dos adultos.

Qual é a melhor orientação a respeito do uso de telas por crianças menores de 5 anos?

A orientação mais formal atualmente vem da Academia Americana de Pediatria. As diretrizes são de 2016 e atestam que crianças abaixo de 18 meses não têm maiores benefícios com o uso dessas tecnologias, seja telefone, tablet ou TV. O motivo é que a interação com outras pessoas – principalmente com familiares mais próximos – é o fator que mais promove o desenvolvimento do bebê. Portanto, quando se inclui um espaço para a tela nessa idade, automaticamente se exclui alguma das atividades cotidianas da criança, que geralmente são brincar ou interagir com os pais. A exceção a essa recomendação são as videochamadas com familiares que moram longe ou estão em viagem. Entre 18 e 24 meses é possível introduzir algum tipo de tela, mas acompanhados de mãe ou pai, interagindo e escolhendo programas de boa qualidade – não adianta confiar no título que diz que um desenho é educativo se ele foi classificado pelo próprio produtor desse conteúdo. A partir dos 2 até os 5 anos, a recomendação é não ultrapassar uma hora de tela por dia.

Os pais devem apenas controlar a escolha do conteúdo?

A participação direta dos pais é incentivada não apenas para checar se o vídeo da vez é adequado, mas também para que eles observem as reações da criança, entendam do que ela gosta ou do que têm medo, além de discutir os valores da família e compartilhar experiências a partir do que aparece no conteúdo assistido. Ainda sobre pais, vale falar do termo *background media*, que seria a "mídia de fundo". A TV ligada na sala, o toque do celular, isso tudo distrai os pais da tarefa de estar em atenção plena com os filhos. Sem se dar conta desse estímulo, eles vão ficando menos conectados com as crianças. Por isso, outra recomendação é: quando estiverem brincando com os filhos, os pais devem evitar ligar a TV ou checar o celular.

Você considera que restringir seja uma atitude sensata?

Acho interessante porque dimensiona que o uso das telas não é prioritário na vida da criança. É uma atividade que pode ser incluída depois que se deu conta de todos os aspectos importantes do dia: fazer alguma atividade que movimente o corpo, conviver com outras crianças e adultos, brincar. Isso tudo feito, aí, sim, podemos pensar no tempo de tela. Os pais se sentem muito pressionados a introduzir a tecnologia achando que as crianças terão benefício desse uso precoce, mas não existe nenhuma evidência sobre isso. Um bebê que usa celular ou tablet não vai se tornar um adulto mais inteligente por isso, portanto não é preciso ter pressa. Os filhos não vão ficar deficitários nesse aspecto. Há outras recomendações também: uma criança não deve ter TV no quarto nem ver desenho durante as refeições.

Em quais momentos a tela de fato atrapalha?

A refeição é um deles. Só quem tem filho sabe que conseguir criar uma rotina tranquila na hora de comer é um desafio e tanto, ainda mais quando há mais de uma criança à mesa. Esse é um momento da família, perfeito para a interação. Outra justificativa é que, ao distrair a criança com um desenho para que ela coma melhor, os pais não investigam o que está acontecendo com a recusa do alimento, não tratam o problema e ainda criam um comportamento que pode ser prejudicial, condicionando a refeição à TV ligada, por exemplo. A mesma lógica se aplica à recomendação de não usar a tecnologia para acalmar a criança. Quem tem que fazer isso são os pais, não o telefone, sob o risco de ensiná-la, com a prática, a se distrair em vez de lidar com seus sentimentos e suas frustrações. O sono também é afetado pela frequência de luz azul emitida pelas telas, que comprovadamente inibe a liberação de melatonina – isso vale para adolescentes e adultos também. Além da questão fisiológica, o conteúdo pode agitar a criança em um momento em que ela deveria estar começando a relaxar. Uma hora antes de dormir, sem telas.

Como a dependência em tecnologia aparece?
A dependência tem a ver com o uso intenso e descontrolado. A pessoa tem um prejuízo com esse uso, mas continua; quer parar, mas não consegue. Apesar de essas tecnologias serem feitas para parecer interessantes e atraentes, de modo que as crianças queiram assistir cada vez mais, o uso problemático não é exatamente o caso dos pequenos, já que os pais conseguem limitá-lo. Essa contenção se torna mais difícil na adolescência.

Como definir limites na prática?
Estabeleça regras. É importante que esse esquema seja bem pensado pelos pais, combinado antes entre eles e depois comunicado de maneira clara à criança. Ainda pequenas, elas aceitam melhor quando os pais avisam antes o que vai

acontecer, e isso evita o desligamento abrupto do aparelho. Se os pais acham que a criança não tem capacidade de entender que o prazo vai terminar quando aquele desenho acabar, ou depois do próximo, então devem se questionar se de fato ela tem capacidade de compreender o conteúdo do próprio desenho; senão, não é uma atividade proveitosa para essa faixa etária. É fundamental que a palavra seja mantida, pois mudar as regras pode confundir. Da mesma forma, ceder ao choro, estendendo o prazo, pode comunicar que, frente ao grito, os pais ficam sensibilizados e o limite não funciona.

A exposição dos filhos em redes sociais é uma questão?

Expor um menor de idade é complicado, seja por segurança ou excesso de exposição. Convém pensar: o que uma postagem com a imagem do seu filho pode trazer de problemas e benefícios para ele? Alguns pais tratam a criança como se ela não fosse se importar com aquilo no futuro, ou como se não precisasse ter sua intimidade preservada; como se não tivesse uma vida pela frente. Quantas informações serão acumuladas sobre aquela pessoa na rede? Tomar essas decisões antes de postar é uma questão de bom senso.

DICA DA TATÁ

♥ Quer uma boa dica para reduzir o tempo de tela das crianças? Comece repensando o seu!

14

"Não filma, favô"

"Filha, estou fazendo um vídeo para a vovó, manda um beijo para ela." "Não quero, mamãe, não filma eu." Foi a Melinda quem determinou, de maneira muito clara, o limite da exposição aqui em casa. Entendi imediatamente o tamanho da inconveniência do meu pedido. O alerta que veio dela dizia respeito aos vídeos caseiros que eu fazia para a família. Nas redes sociais e no canal, desde que eles são muito novinhos, sempre tive a certeza de que era preciso preservá-los. E penso que isso independe do fato de eles serem filhos de pais famosos.

Minha preocupação é com o futuro. Não há como saber se uma imagem que hoje parece inofensiva para a mãe se tornará um grande incômodo para os filhos mais para a frente. É assustador pensar que a um clique, em um site de buscas, uma vida inteira está disponível em textos e imagens na internet. Penso que mesmo grupos fechados de WhatsApp, contas pessoais de Instagram e Facebook merecem a devida atenção quanto à superexposição dos filhos, sendo os pais famosos ou não.

Nunca cogitei escondê-los, criá-los em uma bolha, mas procuro lembrar que a escolha de ser atriz e de falar sobre maternidade na internet é minha, não deles. O caminho natural para mim no canal, por exemplo, foi mostrar a minha atuação como mãe, e não a deles como filhos. Por isso, nas redes sociais procuro postar as fotos que eu imprimiria para um álbum de família. Quando estão fazendo determinadas atividades, preciso estar com eles, e não pedindo para sorrir para a foto, mesmo que seja um registro pessoal. Imagine os dois, crescidos, me perguntando: "Precisava disso?". Não, realmente não precisava.

A vontade que dá é registrar cada segundo! E, sim, postar cada imagem. Mas acho importante respeitar o limite deles, a partir do momento em que me pedem para não filmar ou que não querem foto naquela hora. Assim também mostro que respeito e ouço o que eles dizem.

Na dúvida, bom senso. Mesmo para o que não vai ser postado. Esses dias a Melinda estava fazendo um showzinho da Elsa, de *Frozen*, e eu comecei a filmar, para guardar de recordação. Ela repetiu o "Não me filma", e eu segui, disfarçadamente, registrando o momento. Ela percebeu e me disse que sabia o que eu estava fazendo. Confesso ter me sentido envergonhada, ridícula mesmo. Pedi desculpas e prometi não repetir o erro. Aqui em casa, as promessas são levadas a sério. É uma questão de respeito, um acordo de cavalheiros. Eu odiaria que alguém me filmasse chorando, por exemplo, que alguém transformasse um momento íntimo em público, só porque achou bonitinho. O Teodoro também já deu seus sinais em um desses momentos de registro. "Não filma, favô", ele me disse com a mãozinha no rosto, usando seu jeitinho característico de falar todos os "favô", "bidadu" e "a'ichencha".

Não demora muito, serão eles a querer usar a tecnologia. A Melinda, por exemplo, tem se interessado pelo celular, e já entendi que são os filtros do aplicativo, que emprestam uma carinha de coelho aqui, umas flores no cabelo ali, que lhe chamam atenção. Tento limitar esse "se ver" na tela – conforme demanda deles, inclusive. É a busca pelo equilíbrio, é a escuta atenta. Essa ginástica tão presente e importante na tarefa de maternar.

15

Um grande passo

Enquanto escrevo este livro, atravesso uma fase importante com a Melinda: o desfralde. Estamos no meio do processo. De dia, nada de fralda; de noite, fraldinha. Já passamos da fase do soninho da tarde, por isso, dos escapes no colchão. E tudo bem. Sabe por quê? O desfralde também tem sido uma boa oportunidade de mostrar para ela que todos nós tropeçamos no percurso.

Tudo começou com um incômodo da própria Melinda, quando ela avisava que tinha xixi. Entendi que era seu sinal para uma nova fase e comecei a convidá-la para ir ao banheiro, sempre como uma brincadeira. Não queria que ela ficasse traumatizada, com medo do troninho, o que pode acontecer se formos ávidos demais. Bem antes disso, tinha começado a levá-la ao banheiro comigo para fazer xixi. Mostrava que usava calcinha, e não fralda, que fazia xixi sentada naquela coisa chamada privada. A ideia era despertar o olhar dela para o próximo passo.

Quando entendi que a hora de tirar a fralda estava chegando – a Melinda estava pertinho de completar 2 anos –, comecei a convidar com mais frequência. "Olha, quando você sentir vontade, me avisa que eu te levo para fazer xixi", dizia. Comprei o redutor de assento – confesso que não acho o penico muito prático, já que a criança precisa se adaptar a ele e, depois, à privada – e avisei: "Este redutor aqui é só da Melinda e de ninguém mais". Quando eu a colocava sobre o redutor, elogiava, dizia que ela estava igual à mamãe, sentada tão direitinho. Depois, mostrava como era sentar-se ali. "Que legal! Olha, você fica sozinha! Que mocinha! Você pode fazer que nem a mamãe, é só falar que eu te trago aqui." Ela ainda usava fraldas regularmente e tinha calcinhas do enxoval, que aproveitei para mostrar e gerar interesse, dizendo coisas como: "Você também tem calcinha, igual à mamãe!". Quis ir ao banheiro um dia, nos três seguintes não quis; num dia quis ir duas vezes, no outro também, depois recusava por dois dias. Definitivamente, não era uma obrigação. Devagar, o número de vezes que pedia para fazer xixi no vaso sanitário aumentou. Observando de perto, fui sentindo sua motivação até perceber que ela estava frequentemente conseguindo segurar o xixi e pedir para ir. Mantive tudo no clima de brincadeira, respeitando o tempo dela e observando os sinais.

Depois de uns dois meses desse vai não vai, notei que a fralda dela ficava cada vez mais sequinha. Também notei que ela tinha ficado mais consciente um dia em que, brincando no pula-pula, interrompeu a brincadeira para fazer xixi – um feito e tanto! Foi então que acordei um dia decidida a tirar a fralda de vez. Lembro que meus pais estavam em casa, Michel viajava, e aquele fim de semana seria dedicado a esse momento: trocar roupinha e limpar o chão. Sentia que ela estava pronta e não queria confundi-la, num eterno tira e põe de fralda conforme a necessidade dos pais. Agora vai!

Comuniquei: "Melinda, a partir de hoje vamos usar a privada, tá? Igual à mamãe. E tem mais, vamos ao shopping fazer um programa de menina. E não vamos desta vez à brinquedoteca, sabe por quê? Porque hoje é dia de comprar calcinha para a Melinda. Quer ir?". "Quero", ela respondeu, animadíssima. O Michel ligou, chamei a Melinda para dar oi. Ele perguntou onde estávamos, ela respondeu. E ele: "Que gostoso, filha, vai brincar um pouco no shopping?". Ela corrigiu: "Não, pai! A gente vai comprar calcinha!". Ele quase teve um treco de tanto rir: "O quê?". Melinda confirmou: "Pai, a gente vai comprar calcinha, só as meninas". Compramos calcinha de princesa, de personagem de desenho. Ela achou o programa importantíssimo, e acredito que entendeu que o passeio realmente marcava uma nova etapa na sua vida. Porque deu certo! Se o xixi dela escapou três vezes depois desse dia, durante o dia, foi muito. Isso me mostra que ela estava preparada, que foi no tempo certo – às vezes até me pergunto se não demorei mais do que deveria. Mas tudo correu como eu queria: na brincadeira, leve, sem pressioná-la e de um jeito especial. Ela não vai se lembrar desse episódio, mas eu vou, e vou contar a ela depois.

CALMA LÁ

Quem já desfraldou uma criança sabe que as coisas devem ser feitas com calma, senão desanda. Se de dia e acordada ela ia bem, no soninho da tarde ainda precisava da fralda – durante a noite, como contei no início, ela ainda usa. Mas o importante foi manter a palavra, pois é normal bater uma insegurança e querer recorrer ao mais fácil, que é, definitivamente, não ter de lidar com urina e companhia. Naquela época, a gente viajava para um sítio perto de São Paulo, e o Michel queria colocar a fralda para o trajeto. Eu argumentava que não, que era melhor parar na estrada, trocar a roupa, limpar a cadeirinha, para não confundir a criança. Dali a meia hora de estrada, perguntava se ela queria fazer xixi, ou, se ela avisasse, a gente dizia que era para segurar um pouquinho e tentava distraí-la, brincando, cantando, até chegar ao posto mais próximo. Essa é apenas uma fase, não tão confortável, vá lá, mas que vai passar. Para eles, a rotina e a organização são muito importantes, então mantemos a decisão do desfralde e nos dedicamos a isso. O que não dá é andar para trás.

Depois de um tempo, a fralda da tarde também foi embora. Como? Observando a Melinda, pois esse controle é só dela. Nos dois primeiros dias, nada de xixi no colchão. No terceiro, ela fez um monte; no quarto dia, fez um pouco; no quinto, sexto, sétimo e oitavo dias, nada de xixi. Pronto, engatou! Até que, no nono dia, fez um mooonte. Nesses momentos, ela sente que fez algo que não deveria e é aí que aproveito para dizer que tudo bem: "Ah, o xixi saiu, né? Você precisa falar para ele: 'Xixi, não é para sair quando eu tô dormindo'. Vamos combinar antes de dormir com ele que é para não sair". Ela ri, fica me olhando, e eu reforço: "Tá tudo bem, você está aprendendo. É importante saber que não é legal fazer na calça ou na cama, mas tudo bem quando acontecer, porque vai acontecer algumas vezes até não acontecer mais. Vai chegar essa hora".

Para a fralda da noite já estou começando a conversar, para que a Melinda entenda como a coisa funciona até chegar o momento certo. Até tentei tirar, mas conversei com a pediatra, dra. Cris, e concordamos que ainda é cedo. Passei uma semana falando coisas como: "Sabia que se você não faz xixi na fralda, a gente pode tirar a fralda à noite? É gostoso dormir de calcinha. Que nem a mamãe; eu não faço xixi no colchão mais, eu aprendi". Ela disse não. "Se você não gostar, a gente conversa e vê o que faz." Decidi esperar mais um pouco e observar os sinais, como esperar que ela ficasse mais de um mês sem escape no sono da tarde. E, conforme a médica ensinou, trocar o leite da noite, que ela ainda mama depois do jantar, por uma fruta ou um queijinho, assim há menos líquido envolvido. Não demorou muito para que ela parasse de fazer xixi no cochilo e, enfim, encerrasse a fase da soneca aos 2 anos.

Que grande passo, um desfralde. Quantas habilidades para adquirir! Que oportunidade preciosa de ajudá-la nesse processo, ao mesmo tempo em que mostro que, sim, às vezes nós "erramos". Aprender é o que importa.

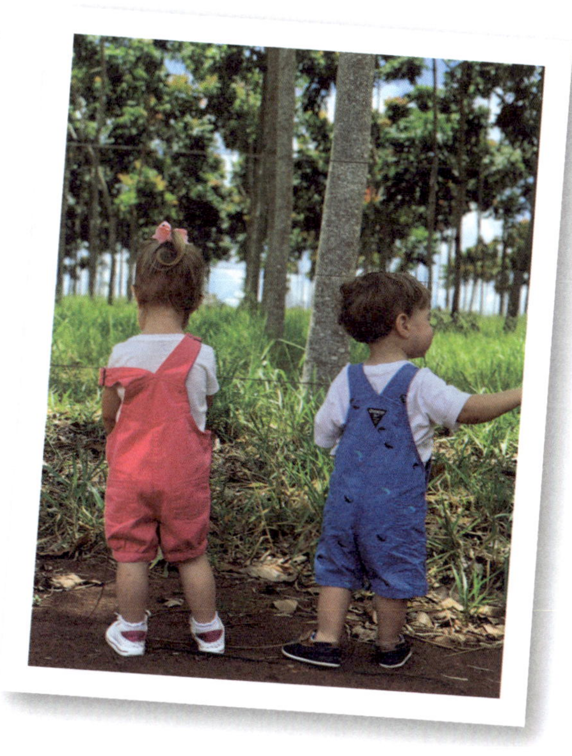

Melinda e Teodoro: crescendo e fazendo as suas conquistas, cada um no seu tempinho.

EU + ATILA RONDON

DESFRALDE

Coordenador geral do Departamento de Uropediatria da Sociedade Brasileira de Urologia (SBU), o dr. Atila Rondon me deu uma aula e tanto sobre as consequências do desfralde precoce, que é quando os pais forçam a retirada da fralda antes da hora. Sem contar o problemão que é o xixi na cama, geralmente agravado pelo comportamento dos próprios pais quando pressionam a criança.

O desfralde é um marco de desenvolvimento?

Os marcos de desenvolvimento dizem respeito à aquisição de habilidades específicas por parte das crianças, como começar a andar ou falar, em um período mais ou menos esperado. Servem para identificar um possível atraso no desenvolvimento. O desenvolvimento neuropsicológico também permite que a criança passe a controlar suas eliminações (xixi e cocô), e essa habilidade, neste sentido, também pode ser considerada um marco. Entretanto, o período para que o desfralde aconteça é relativamente amplo. Há quem use fralda até 4 anos, por exemplo, e isso não é considerado um problema para nós, médicos. Essa idade tem aumentado gradativamente ao longo dos últimos cinquenta anos e é preciso respeitar a individualidade de cada criança nesse processo.

Qual é a importância do desfralde?

A habilidade de controlar o xixi e o cocô tem a ver com um desenvolvimento neurológico que acontece em momentos diferentes para cada criança – mesmo irmãos e primos. Um dia a criança começa a dizer aos pais que acabou de fazer xixi ou cocô em pequena quantidade na fralda e passa a se incomodar com a fralda molhada. Esse é o sinal para a família pensar em iniciar o desfralde. O preocupante é quando ela não chegou nesse ponto ainda, mas os pais decidem por ela, seja porque consideram que os coleguinhas ou primos já tiraram a fralda e, portanto, esta seria a hora certa, seja porque a fralda tem um custo financeiro e querem eliminá-lo mais cedo. É o chamado desfralde precoce.

Como saber que é hora de se livrar das fraldas?

Os sinais começam devagar, quando a criança verbaliza que tem xixi ou cocô. Quando os pais conferem, a fralda está de fato suja. Dali a pouco, a criança vai dizer essas palavras praticamente quando já está fazendo xixi ou cocô. Depois, ela vai verbalizar na hora em que for fazê-los. Outros sinais indicam que a criança está pronta: andar e sentar sem ajuda; ser capaz de dizer não; seguir comandos simples; possuir um vocabulário que permita indicar sua vontade; e ficar parada no vaso sanitário por 3 a 5 minutos. Isso tudo normalmente ocorre após os 2 anos de idade. Os pais devem se preparar para o treinamento, decidindo o vocabulário que vão usar e escolhendo entre o uso do penico ou do vaso com redutor de assento e apoio para os pés. A criança deve acompanhar os pais no uso do banheiro para entender e imitar. Quando iniciarem o treinamento, não devem se apressar em retirar as fraldas. Somente após alguns sucessos, passar a usar calças de treino ou roupa íntima. Eles não devem esperar resultados imediatos. Os acidentes fazem parte do processo. A criança deve ser incentivada e elogiada sempre! Punição e bronca não ajudam.

Primeiro se faz o desfralde durante o dia e se observa o comportamento do xixi à noite. Se a fralda amanhecer seca, aí pode começar a tirar a fralda da noite. Também é importante ensinar que, ao acordar pela manhã, a gente faz xixi.

Quais são os erros mais comuns do desfralde?

Tentar forçar a criança, o que leva ao mau funcionamento da bexiga e do intestino, porque o corpo ainda não está pronto para fazer esses controles.

O desfralde malfeito resulta em questões psicológicas?
No passado se levantou a possibilidade de o problema psicológico levar a dificuldades com o desfralde, e hoje se considera o contrário: o fato de a criança ainda não estar pronta para o desfralde e ter de enfrentá-lo leva a questões como baixa autoestima, timidez, baixo rendimento escolar. Nesses casos, geralmente é a família que cobra, ou até pune fisicamente a criança por fazer xixi na roupa, no chão, na cama – o que de fato acontecerá, afinal, ela ainda não adquiriu o controle sobre essas funções. Esse quadro gera uma tensão enorme para a criança, que não tem culpa de nada.

Quais são as disfunções que resultam de um desfralde malfeito?
A criança não chega ao banheiro a tempo ou tenta prender excessivamente o xixi, que sai do mesmo jeito; vai diversas vezes ao banheiro, ou vai ao banheiro apenas uma ou duas vezes por dia e fica com a bexiga muito cheia. E tem o xixi na cama persistente, que pode se estender até a vida adulta. Esses quadros não são saudáveis.

Fazer xixi na cama é normal até que idade?
A Sociedade Internacional de Incontinência em Crianças (ICCS) foi criada para estudar essa questão reunindo pessoas do mundo todo. Aparentemente, existe um impacto psicológico maior da enurese noturna (o nome científico do xixi na cama) em crianças maiores de 5 anos de idade. Até essa idade, o xixi na cama é mais ou menos tolerado e basta aguardar, pois boa parte de todos esses casos melhora com o tempo, quando a criança finalmente atinge o desenvolvimento neurológico necessário para realizar os controles. Porém, como há uma tendência de cobrar, comparar a criança com alguém próximo e até de puni-la, o problema pode se estender por mais tempo, já que ela fica ansiosa e tensa, além de poder apresentar as questões de baixa autoestima de que falei anteriormente.

Por que a enurese leva a atitudes agressivas por parte dos pais?
A enurese noturna cria uma rotina cansativa para a família, que acorda de noite, troca lençol toda manhã, lava roupa com odor de urina todos os dias. Além disso, os pais consideram que a enurese representa uma falha no processo educativo da criança e se sentem culpados e pouco tolerantes. Dois estudos, um feito há dez anos, outro há três, revelam que as taxas de punição por causa desse problema continuam altas, o que mostra que estamos falhando em comunicar as informações corretas – não à toa, trabalhamos atualmente na Sociedade Brasileira de Urologia e na Sociedade Brasileira de Pediatria para passar orientações mais técnicas. Os pais precisam se informar para entender como o desfralde ocorre da perspectiva da criança e o que leva ao xixi na cama. A enurese não é motivo de punição e pode ser tratada. Em casa, os pais podem começar com o que chamamos de orientações comportamentais, que são as primeiras investidas do tratamento: diminuir a ingestão de líquido duas horas antes de dormir e fazer xixi antes de ir para a cama.

Com que idade se deve procurar ajuda?
A partir dos 5 anos convém procurar um profissional para uma avaliação, apenas porque algumas disfunções, não tão frequentes, podem prejudicar o funcionamento dos rins. Nessa avaliação se descartam as questões que podem ser graves e também as psicológicas. Também comunicamos aos pais que o evento é mais comum do que imaginam, só que ninguém conta, pois o assunto é tabu. Outra informação importante: muitas vezes a enurese noturna do filho está geneticamente associada aos pais. Ao investigarem, descobrem que eles mesmos faziam xixi na cama quando crianças – o que não tem a intenção de culpá-los, mas de conscientizá-los.

16

Está fácil dar conta do bebê? Tudo lúdico e sublime? Jura mesmo?

Repitam comigo três vezes: maternidade perfeita não existe, maternidade perfeita não existe, maternidade perfeita não existe. Ser mãe é lindo, mas vamos falar de perrengue? Criança tem cólica, tem medo, desobedece, responde torto, acorda de madrugada. É ou não é?

A Melinda, desde o primeiro dia em casa, e o Teodoro, ainda no parto, nos mostraram que é ótimo fazer planos – mas que é melhor ainda ter jogo de cintura para lidar com as situações novas que se apresentam quando os filhos chegam. A Melinda não teve cólica, mas o Teodoro se incomodava com gases e chorava, chorava. A gente colocava aquelas bolsinhas de ervas, virava de barriguinha para baixo, fazia massagem, e ele? Chorava mais. Eu queria muito ajudar e fazia o que era possível. Mas tirar o incômodo estava fora do meu alcance. Bem-vinda à maternidade. E foi até uma fase rápida, mas deu tempo de bater um desespero.

O curioso é que tanto o Teodoro quanto a Melinda tiveram uma adaptação de sono tão boa que pensamos ter pulado a etapa do choro na madrugada. Os dois dormiram conosco até completar 1 mês e depois foram para o quarto – como o Michel gosta de dizer, "tiveram um upgrade". Seguem dormindo sozinhos até hoje. Eles lá, e eu com a minha melhor amiga, a babá eletrônica. A princípio, mantive os leitinhos da madrugada: meia-noite, três da manhã, seis horas. Eu chegava a pegá-los no berço, ainda dormindo, para mamar, e com o tempo fui percebendo que não fazia sentido. Se a criança estava dormindo, ganhando peso, por que perturbar o sono? Para não fazer um intervalo tão longo, nossa estratégia foi atrasar o último leite da noite e adiantar um pouquinho o primeiro da manhã. Quando eles nos avisaram que já era hora de dormir a noite inteira, nós ouvimos e recuperamos nossas horas de sono; eles tinham por volta de 5 meses – aconteceu para os dois mais ou menos na mesma época.

Sempre busco entender a fase em que estão para agir de acordo. Agora, por exemplo, estou vivendo um momento desafiador com a Melinda. Com toda a sua fofura, ela também vem nos mostrando outro lado, o que desobedece, contesta. Entendo que é parte do desenvolvimento, que muitas vezes passa por um desconhecimento de como se expressar e que é preciso também ouvi-la. Mas é fácil parar e respirar, orientar mantendo a calma, sem perder a esportiva, fazer tudo isso quando a criança o deixa sem reação, quando o desafia? Não mesmo. Sabe outra coisa que costuma me tirar do eixo? Quando eles dão aqueles gritinhos agudos, que chegam a dar zumbido no ouvido. Claro que não fazem sempre que são contrariados, são raras as vezes. Ainda assim, paro, respiro e penso na melhor maneira de contornar a situação. E, mais do que isso, na melhor maneira de fazer a Melinda entender – esses gritos acabam vindo mais dela – que compreendo sua frustração, mas não é assim que funciona. Confesso que, quando se trata dos gritos, me esforço em dobro para manter a calma, porque eles realmente mexem comigo de uma maneira diferente. Dá aquela irritação, sabe? (ui!). Sigo explicando que, quanto mais a criança gritar, menos os pais entendem o que ela quer, mais difícil fica ajudar. É hora de virar a chave, tentar outra estratégia. Aqui, inventei uma frase que tem funcionado: "Se obedece, tudo acontece porque merece". E funciona todas as vezes? Claro que não! Kkkkk.

Nossa primeira tentativa é – sempre – conversar. "Olha, essa atitude não é legal, a gente pode agir de outra forma. Se você quiser tentar explicar para a mamãe o que está acontecendo, estou aqui. Podemos chegar a um acordo." E acredito que podemos mesmo, não acho que tudo deva ser exatamente como eu quero, há espaço para alguma negociação a depender do que estamos falando. Quer balançar mais cinco vezes e consegue argumentar com calma? Ótimo! Mas, em algumas ocasiões, penso que não cabe discutir. Não sou adepta a chantagens do tipo "se você não fizer isso, não te dou aquilo". Não. É para fazer por quê? Porque é preciso? Então é para fazer e ponto. A segunda tentativa é a contenção, que é diferente de castigo. Funciona como uma pausa na cena. "Vamos fazer o seguinte: para um pouco, senta aqui e pensa no que você está fazendo. Quando você pensar, me conta o que achou." Sem cantinho do castigo. Não quero que eles associem o sentimento de medo ou de tristeza a um determinado lugar da casa. E sem esperar muito também.

Aconteceu alguma coisa, primeiro converso. Não deu? Pausa na cena imediatamente. Deixar para depois confunde. Confesso que parte dessa desobediência até me agrada, sabia? É uma descoberta, eles passam a entender que podem lutar por suas vontades, defender seus pontos de vista. Duro é achar o equilíbrio entre a flexibilidade e a firmeza.

Para mim, a medida está no tom da fala. Lá em casa pode-se argumentar tudo, falar sobre qualquer coisa, desde que se use o tom certo. Digo muito a eles: "Entendo o que você está querendo dizer, mas a forma como se diz não é essa". Eu quero mesmo que eles falem e dou razão muitas vezes, mas bater boca, não. É preciso que eles percebam que ainda não têm o discernimento para decidir certas coisas, por isso

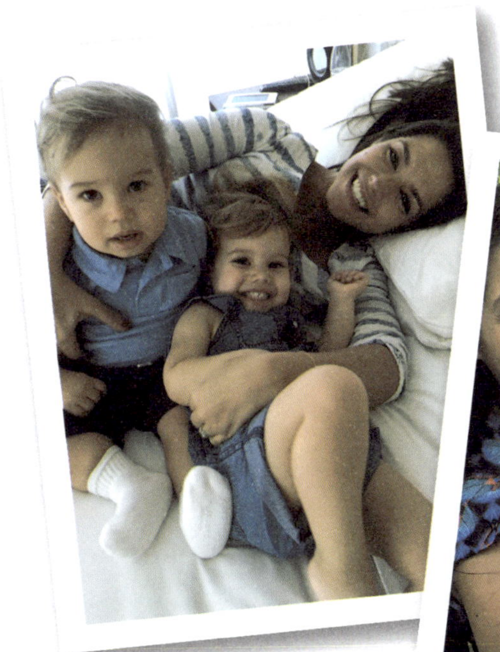

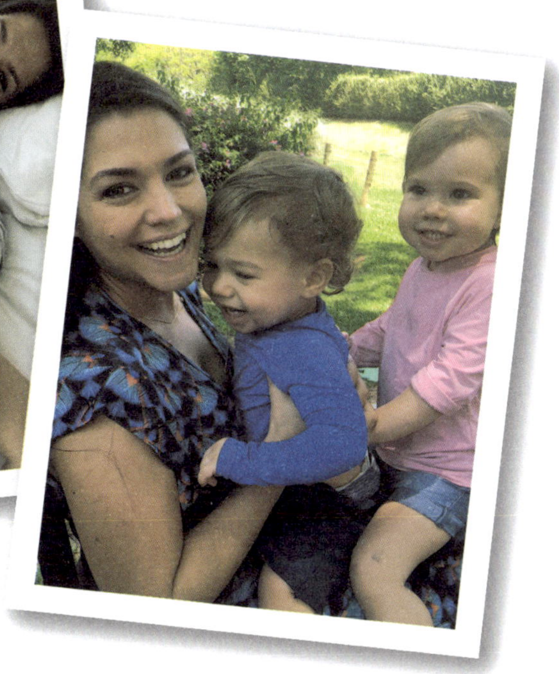

Na bagunça, no perrengue... no amor, a gente sempre se entende – e se diverte!

a importância da escuta. Quando eu os escuto, mostro que o que eles pensam é importante para mim e também ensino que esse exercício é necessário. Os desafios do momento, por exemplo, são convencê-los a levar o prato para a cozinha depois das refeições ou guardar os brinquedos depois de brincar. Quando a Melinda e o Teodoro se negam, sem nenhuma razão aparente além da falta de vontade, eu devolvo que não é assim. Somos educados, fazemos isso aqui ou na casa dos amigos. Posso até acompanhá-los para incentivar a atitude, mas tenho idade para entender que é uma tarefa importante, eles não. Então está resolvido.

E, de novo, a idade. Precisamos adaptar as fórmulas o tempo inteiro, até o que vinha dando certo. Sempre acreditei muito em pedir desculpas. Quando um empurrava o outro, ou pegava um brinquedo sem pedir, minha intervenção era a mesma: "Peça desculpas. Agora, abracinho de irmãos". Funcionava. Até o dia em que o Teodoro pediu desculpas primeiro – nessa época ele ainda falava "pipupa" – e bateu na Melinda depois. Foi o sinal que eu precisava para mudar a estratégia. Seguem pedindo desculpas, claro. Mas chega de automático, não basta se dizer arrependido. Não pode fazer mais. E digo mesmo: "Fale para ele (ou para ela): 'Não vou fazer mais'. E não faça. Não faça!". Esse "não faça" virou a chave deles de um jeito muito impressionante. Vai funcionar para sempre? Provavelmente, não. Mas, por ora, está dando muito certo.

Quando já não der mais resultado, pensamos em outra fórmula, outra palavra-chave, talvez. Usamos muito essa dica das palavras. Se uma palavra consegue prender a atenção do Teodoro, por exemplo, seguimos com ela. Observamos qual é a que faz a Melinda ficar atenta e investimos nela também. Meu cuidado é para que esses comandos sirvam para acolhê-los ou para fazê-los manter o foco em alguma situação, não para assustá-los. Sabe essa nossa mania de dizer "Cuidado!", "Isso é perigoso!", "Sai daí!"? Pois, então, tento economizar essas falas. Deixar para usar cada uma delas quando a criança estiver realmente em uma situação de risco, até para que ela entenda a diferença entre queimar a mão no fogo e tropeçar numa pedrinha do parque. Quando as ameaças são leves, gosto de explicar. Não pode descer da cadeira sem prestar atenção, por quê? Porque é mais fácil se desequilibrar, porque se cair pode machucar um pouquinho e, se machucar, dói. Meu desejo de não assustar é tão grande que esses dias percebi que errei em relação ao medo. Sempre que a Melinda se machucava eu dizia, em uma tentativa de não desesperá-la, que ela estava bem. Sabe aquela cena da mãe descontrolada que faz um alarde? "Ai, meu Deus! Deixa eu ver! Onde foi?" Não queria ser essa mãe. Mas comecei a observar que, sempre que algo acontecia, a Melinda dizia automaticamente: "Está tudo bem". Não, não está bem. Claro que minha intenção não era passar a mensagem de que sentir dor não é ok. Estou correndo para corrigir. Quando ela fala que está tudo bem, eu respondo que sim, está tudo bem, mas tenho o cuidado de acrescentar que, se estiver doendo, não tem problema, vamos ver o que aconteceu e resolver para a dor passar. Podemos sentir dor, chorar, demonstrar que não somos fortes o tempo inteiro, que não estamos no controle de tudo. Serve para nós, mães, também. Às vezes dói, às vezes chora, às vezes erra. E, para nós, digo de boca cheia: calma, é difícil mesmo, vai ficar tudo bem.

DICAS DA TATÁ

- Determine um lugar para cada atividade. Aqui, não temos brinquedos nos quartos, não fazemos lanchinhos na brinquedoteca, não tiramos cochilos na sala. Assim como é importante saber que há hora certa para fazer isto ou aquilo, é bom também deixar claro que cada ambiente da casa tem uma função. Isso ajuda as crianças a se organizarem.

- Durante as sonecas da manhã e da tarde, procure deixar o ambiente com sua luminosidade natural, sem fechar cortinas ou persianas. Na hora de dormir à noite, no entanto, apague as luzes, para que a criança diferencie os momentos de descanso. É importante que ela saiba distinguir dia e noite e se acostume com a rotina apropriada para cada período.

- Não precisa ter medo de expor os bebês aos barulhos normais da casa, como TV ou som ligados, conversas entre as pessoas que estejam no ambiente ou ruídos de eletrodomésticos. Depois do primeiro mês, mais delicado, aos poucos é importante que a criança se acostume com o dia a dia da família e seja inserida nas atividades. Não é necessário deixá-la isolada no quarto enquanto recebe uma visita ou faz suas refeições.

17

Mãe, sim; profissional também

Quer dizer que depois que os filhos nascem você não tem mais que correr atrás dos seus sonhos? Cai tudo por terra? Meus pais sempre me disseram para seguir em frente, buscar meus objetivos, e isso é o que venho fazendo ao me reinventar com o canal no YouTube. Acho importante não só transmitir esses valores à Melinda e ao Teodoro, mas também ser um exemplo para eles.

As mulheres trabalham, os homens trabalham, e está tudo certo. Com foco total em encontrar meu lugar como profissional em meio ao papel de mãe de dois filhos pequenos, não tinha dado bola para um importante obstáculo: para nós, mulheres, essa busca é um tanto mais complicada. Uma vez, entrevistando o escritor e youtuber Marcos Piangers, ele comentou como as pessoas perguntam de jeitos diferentes sobre suas filhas para ele e para a esposa. Com o pai, a abordagem é sempre assim: "E aí, tudo bem? E como estão as crianças?". Já a mãe é chamada a dar satisfação: "E aí, tudo bem? E onde estão as crianças?".

Na hora me veio um "Caraca, isso é muito real!". Logo no início, quando as crianças eram mais novas e eu estava gravando – ou seja, trabalhando –, o que mais ouvia e lia era: "Ué, cadê as crianças?". Mas ninguém perguntava, nem pergunta, para o Michel "Onde estão as crianças?", pois parece que o natural é que elas estejam sempre comigo, que sou a mãe. O episódio só veio reforçar meu objetivo de mostrar à Melinda e ao Teodoro que a mãe deles trabalha, tem sonhos e corre atrás de seus objetivos. Essa é a referência de mulher com a qual quero que eles cresçam. E que isso não seja uma regra. Minha mãe, como tantas outras mulheres, largou tudo para criar as duas filhas em tempo integral e é feliz até hoje com a escolha que fez. Ótimo. Cada uma que decida por si, desde que não haja essa imposição implícita de que a mãe perde seus direitos de profissional no exato segundo em que dá à luz.

Ah, e não vamos nos esquecer do outro lado: o das mulheres que precisam trabalhar para complementar a renda da casa – ou para garanti-la completamente sozinhas – e não têm nem o direito de ficar uns poucos meses em dedicação exclusiva ao recém-nascido. Mas, se for o caso de optar, é preciso mudar esse quadro. Cifrões fora, o trabalho traz realização. Por que as pessoas ainda acham que a mulher só se sente realizada sendo mãe e ponto? É uma questão ainda muito mal resolvida que é praticamente parte do meu dia a dia, já que recebo comentários dos mais sem-cerimônia via redes sociais. "Nossa, você está fazendo foto? Mas e as crianças?", criticam. Ora, fazer fotos é também parte do meu trabalho! E podem ficar tranquilos, as crianças estão ótimas.

Quando vão entender que existem outras faces da nossa personalidade a que precisamos, e queremos, dar vida? A mulher, a mãe e a profissional podem se sentir realizadas como um todo, pois, mesmo que a maternidade preencha, transforme e alimente, ela não ocupa o mesmo espaço da realização profissional; cada coisa é uma coisa. De coração, acho um gesto nobre deixar a profissão de lado para criar filhos, no caso de quem deseja e pode fazer essa escolha. Mas também acho muito legal que uma criança pense: "Olha, que bacana, minha mãe me pôs no mundo e continua lá, ralando, correndo atrás, e também está aqui, cuidando da gente".

Aproveitando esse gancho, acho importante refletir sobre a culpa que está relacionada aos momentos em que as mães precisam estar ausentes por alguns períodos, seja por trabalho ou por diversão. Na minha experiência, quando saio para trabalhar, ela é suavizada pelo fato de que estou exercendo uma atividade profissional que me deixa realizada, e, no fim das contas, mesmo que as crianças sintam falta de mim nessas ocasiões, vão aos poucos aprender que é necessário e faz parte da vida. Mas, quando se trata de sair de casa para me divertir ou me cuidar, para ter um momento meu, jantar ou viajar com o Michel, encontrar amigas, ir ao cinema, aí, nesses casos, a culpa vem com força – e sei que outras mães sentem isso. E é preciso mudar esse pensamento, porque é algo absolutamente natural. Somos mães, mas continuamos sendo mulheres, esposas, namoradas,

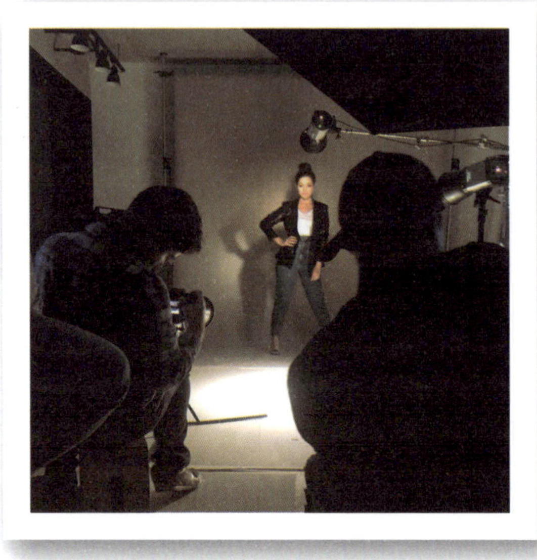

Mãe também trabalha?
Ô se trabalha!

amigas, e cultivar essas relações e ter momentos de lazer e de autocuidado nos torna mais completas e felizes, o que provavelmente também colabora para uma atuação como mães ainda melhor. Não é fácil, eu sei, se livrar desse sentimento de culpa, eu mesma não me livrei, mas, aos poucos, com planejamento, a gente vai encontrando um caminho bacana para fazer isso, de forma natural e saudável tanto para os pequenos quanto para nós. Acho, inclusive, que é importante para eles se verem sem as mães por perto a todo momento, para que assim possam cultivar sua individualidade e independência. Sou extremamente presente no dia a dia dos pequenos, até porque eles ainda não vão à escola, e sinto muitas vezes que é importante que eu lhes dê "espaço". Sinto neles essa necessidade, por exemplo, quando querem brincar sozinhos ou curtir só os dois. Ou seja, na verdade, acredito que isso seja um caminho natural mesmo, como mães precisamos entender isso. E nos permitir tanto termos os nossos momentos como respeitar os deles, sem culpa! Não é fácil, mas é necessário pelo menos ter consciência disso e trabalhar a mente.

UM NOVO RUMO

O que me leva ao meu canal. Ou melhor, meu novo emprego. Sim, porque o www.youtube.com/TataFersoza é isso: uma oportunidade de me reinventar profissionalmente, como tantas mães fazem depois de parir, ao procurar uma alternativa às mais de nove horas fora de casa, como na maioria dos casos. A necessidade de criar o canal surgiu do fato de que eu sabia que ficaria ausente da televisão por um tempo. Com ele, encontrei uma forma de estar mais perto das pessoas, retribuindo o carinho que recebo no dia a dia. E mais: de dividir minha experiência como mãe, transmitindo uma visão real da maternidade, algo que eu não encontrava quando estava grávida e procurava saber com outras mães sobre o assunto. Uni o útil ao agradável. Mas não foi uma decisão rápida. Eu me perguntava se os vídeos seriam vistos como trabalho ou hobby. E eu? Será que vou encarar como uma responsabilidade ou um "Ah, vou gravar um videozinho hoje"? Enquanto não defini isso internamente, não fiz o canal. Portanto, uma vez criado – e você já sabe que eu gosto de me dedicar 100% ao que me proponho a fazer –, é claro que o levei a sério. Ele é o meu veículo de comunicação. É quase como se fosse uma emissora própria! Decidi que ali prestaria um serviço a mulheres que não têm acesso a profissionais o tempo todo, ou que não se sentem à vontade para conversar de coração aberto, seja com uma irmã, uma amiga ou a mãe. No canal, compartilho minhas experiências, entrevisto especialistas e mães. Minha intenção é desconstruir a maternidade romantizada. Quero fazer parte da rede de apoio delas, trazendo uma palavra de conforto, uma informação importante, uma dica legal. O clima é: "Olha, galera, também tem perrengue aqui, também fico frustrada, fico mal, nem tudo dá certo para mim e, ah, olha só, isso é legal, isso vale a pena; opa, siga esse caminho que, pô, depois que eu quebrei a cara, segui por ali e deu certo". Mesmo se for puro entretenimento, sei que estarei fazendo a diferença, pois é ali que essa mulher vai encontrar um momento de descontração no meio da rotina, algo que seja só dela.

Os vídeos são gravados em casa, na maior parte das vezes. Algumas vezes, é perfeito: coloco o Teodoro para dormir perto de três da tarde, gravo até cinco e meia, quinze para as seis, exatamente quando ele acorda.

Aí as pessoas dizem: "Ah, mas para você é fácil". Concordo. Trabalho de casa, não preciso bater ponto. Mas não é fácil organizar esses horários, porque, justamente pelo fato de estar em casa, os outros entendem que qualquer coisa é mais importante que o seu trabalho. Então preciso me organizar até para as crianças não se confundirem – será que essa mãe está trabalhando ou cuidando da gente, ou o quê? Procuro me organizar, manter a disciplina e o respeito com o horário do trabalho. De vez em quando, uso o estúdio da casa, pois assim eu "saio de casa", e aí é oficial: "Cadê a mamãe?"; "Tá trabalhando". O desafio é não ter a impressão de que se está trabalhando 24 horas por dia, pois tudo é resolvido pelo celular. E quem trabalha com celular não desconecta, já que tem mensagens, ligações e e-mails ao alcance o tempo todo. É plim pra cá, é ring-ring pra lá. No mínimo, uma ironia, não?

18

Nada a esconder

Viver os desafios da criação, dar atenção (e mais um pouco de atenção): isso tudo está dentro do pacote do meu sonho de ser mãe. Sempre quis ser mãe, mas nunca quis ter babá. A essa altura do livro, você já sabe que meus pais moram no Rio de Janeiro e os pais do Michel, no Mato Grosso do Sul. Não tenho nada contra babás, apenas não acho certo delegar a criação e a educação dos filhos. Mas acho superimportante contar com alguém para ajudar no corre-corre diário, na logística, no operacional, sabe?

Na primeira gravidez, acabei dando ouvidos a uma sugestão quase unânime. Me convenceram de que eu precisaria de ajuda extra, então contratei uma enfermeira para os primeiros dias da Melinda. Me arrependi e logo a dispensei, explicando que tinha me equivocado, afinal, o Michel tirou uns dias para ficar em casa e os avós estavam por perto nesse período – minha mãe ainda me acompanhou por mais um tempo. Apesar de estar me recuperando de uma cirurgia, vi que estava tudo certo, que tinha ajuda suficiente, e segui em frente.

Foi aí que a Ilza entrou em cena de verdade. Um amor de pessoa e cozinheira talentosa, ela trabalhava para o Michel desde 2012, em esquema de diarista. Era a época do "Ai, se eu te pego", e o Michel viajava tanto que às vezes preferia tirar um dia de folga onde quer que estivesse a ter de voltar para a casa dele por apenas um dia – praticamente um dia por mês. O apartamento ainda estava sendo montado, e ele não tinha conseguido arrumar tempo nem para comprar uma cama. Tinha um sofá e olhe lá! Ainda assim, precisava de alguém que estivesse presente quando voltasse, para cozinhar, dar conta da mala de viagem, ajeitar a casa.

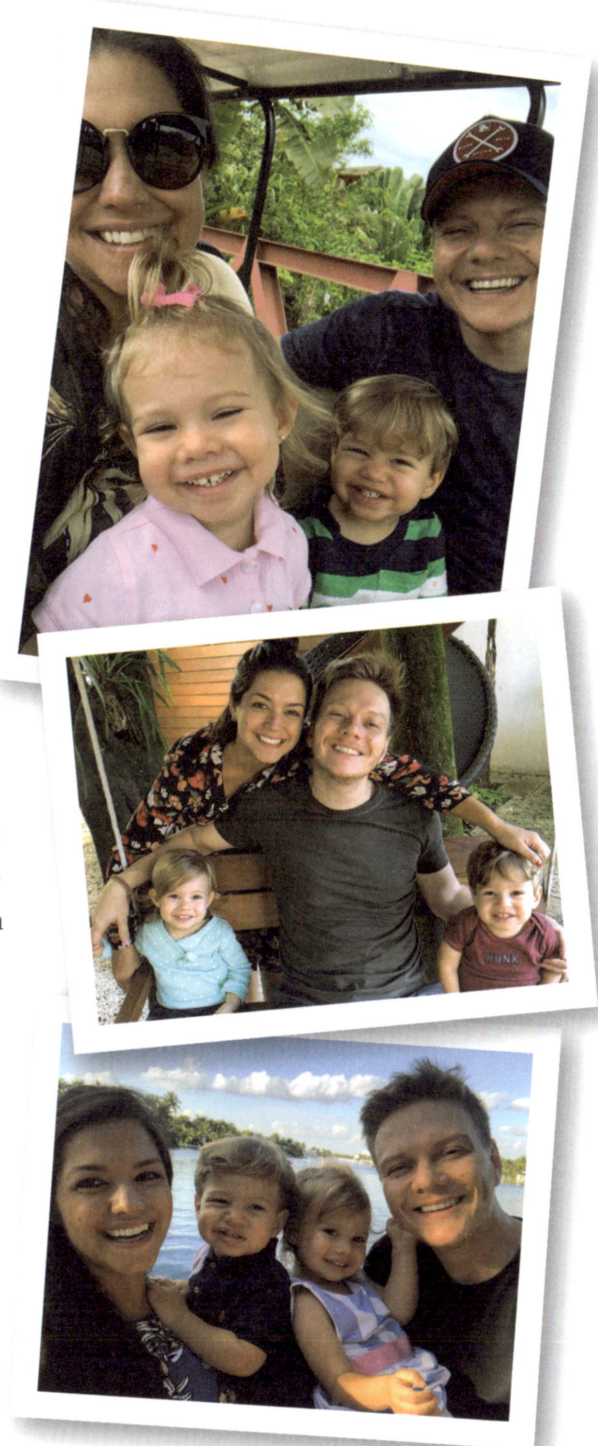

Nós dois, nossos pequenos e nossa misturinha, nossos momentos delícia.

Quando começamos a namorar, São Paulo virou nosso ponto de encontro oficial. Eu vinha do Rio, e ele agora fazia questão de voltar para casa. Ilza se dividia entre esse apartamento e a casa do irmão dele, só que, em vez de uma vez por mês, vinha duas vezes por semana. Quando resolvemos morar juntos, depois de voltar do Japão em 2013, ela ficou de vez, indo e voltando todos os dias de segunda a sexta. Aí veio a mudança para a casa onde moramos atualmente, que é maior do que o apartamento. Contávamos com a Ilza, que segue cuidando da gente, agora como cozinheira, e com uma faxineira, a Erica, também superespecial para nós e que também está com a gente até hoje, no esquema de diarista.

Ilza nos acompanhou desde o início do namoro; casamos, engravidamos e vieram os filhos. Ela sempre me disse que adoraria ajudar com as crianças quando a nossa família aumentasse. Chegou a hora. Ela, que sempre esteve com a gente, cuida agora de todos nós. Inclusive, quando preciso sair para trabalhar, ou quando vamos malhar ou Michel e eu temos algum compromisso, ela fica com os nenéns até voltarmos. Uma pessoa de extrema confiança e muito querida por nós. Quando voltamos, reassumimos as "rédeas". O Michel e eu gostamos, sempre que possível, quando não estamos trabalhando, de fazer tudo juntos. Nós quatro. Como gostamos de dizer: a nossa familinha. Esse trabalho é nosso, e, por isso mesmo, não levamos ninguém conosco quando saímos de casa. Gostamos de viver os nossos momentos, nossa intimidade, sabe? Esse assunto já gerou tanta especulação... "Por que você esconde a babá das crianças?", me perguntavam nas redes sociais. Cheguei a gravar um vídeo no meu canal explicando. Ora, não escondo nada, apenas não temos uma babá convencional, sabe? Seguimos assim e tem dado muito certo. Do nosso jeito. E a Ilza continua ajudando no todo. Pense numa parceria de sucesso... É a nossa! Já são sete anos com a nossa família. Acho bacana demais isso.

19

Pai não ajuda, divide

O primeiro banho da Melinda e o do Teodoro foram dados pelo Michel, inclusive o primeiro ainda na maternidade. Eu ainda me recuperava da cirurgia, e a orientação era não me abaixar demais, não pegar muito peso. Minha mãe, que estava conosco na chegada dela, também gostava de ajudar no momento da banheirinha. Logo que fui me sentindo pronta para a tarefa, engravidei do Teodoro e, de novo, precisava evitar esforço físico. Resultado: nunca dominei a técnica, banho não é a minha praia. Se estamos juntos no chuveiro, se fazemos uma farrinha na banheira, tudo bem, mas, definitivamente, não é minha especialidade. E sabe qual é o problema nessa história toda? Nenhum.

Ao longo do tempo, eu e o Michel construímos a nossa dinâmica com as crianças. Cada um entrega para os filhos o que tem de melhor. Quando viajamos, por exemplo, não é preciso estabelecer nenhum combinado, zero perrengue. Ele pega as crianças e resolve o banho, enquanto eu me encarrego de outras tarefas. No fim do dia, está tudo certo, daquele

Melinda

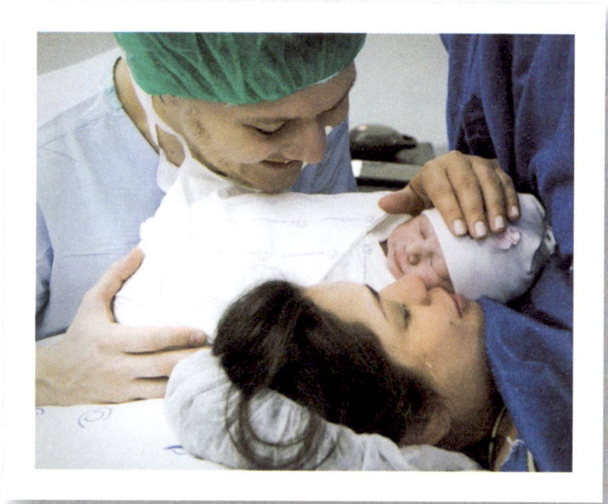

Teodoro

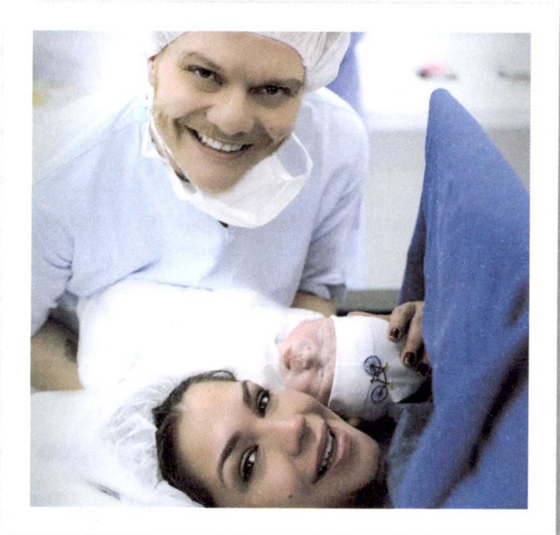

Michel e eu nos partos de Melinda e Teodoro:
uma parceria para a vida toda.

jeito: cada um fazendo uma coisa, e todo mundo fazendo de tudo um pouco, kkkk, bem do nosso jeitinho! Ele não é um pai que ajuda. É um pai que participa, que divide comigo a criação dos filhos. Aliás, é esta a palavra que defendo para a atuação dos pais – e também das mães, claro: "participação", e não "ajuda". Como cada casal resolve a divisão de tarefas é assunto muito particular, o importante é que cada um esteja 100% presente no que se propôs a fazer. O que não quer dizer estar disponível 100%, até porque sabemos que nem sempre é possível. Mas, quando estiver, que esteja de fato. Que jogue junto! Parte de minha admiração pelo Michel está aí. Admiro o pai que se tornou e também quem ele é como marido, como profissional, como homem. E penso que um relacionamento não se sustenta sem esse sentimento.

Estar juntos na criação dos filhos reforça em nós a cumplicidade que cultivamos desde o início de nosso encontro. E uso a palavra "cultivamos" de propósito, porque não se trata de uma sorte do acaso, é um exercício mesmo. Há um acordo interno entre nós de cuidado com essa relação. Temos, tanto o Michel quanto eu, o hábito de sempre cumprimentar um ao outro antes de nos entregarmos à fofura das crianças. Parece uma besteira, mas quem tem filhos pequenos sabe que, quando se chega em casa, a tentação de brincar, beijar e abraçar os pequenos antes de qualquer outra coisa é grande. E, se descuidar, o casal esquece de se cumprimentar. Quando nos encontramos em momentos assim, na volta de um trabalho ou de uma viagem, levamos o ritual a sério: "Oi, tudo bem? Que saudade! Como foi seu dia?". E, aí sim, partimos para a brincadeira em família.

Para mim, embora eu ame as duas coisas, há um limite muito bem definido entre os momentos de família e os momentos do casal. O Michel costuma dizer, desde antes de as crianças nascerem: "Começamos dois e vamos voltar a ser

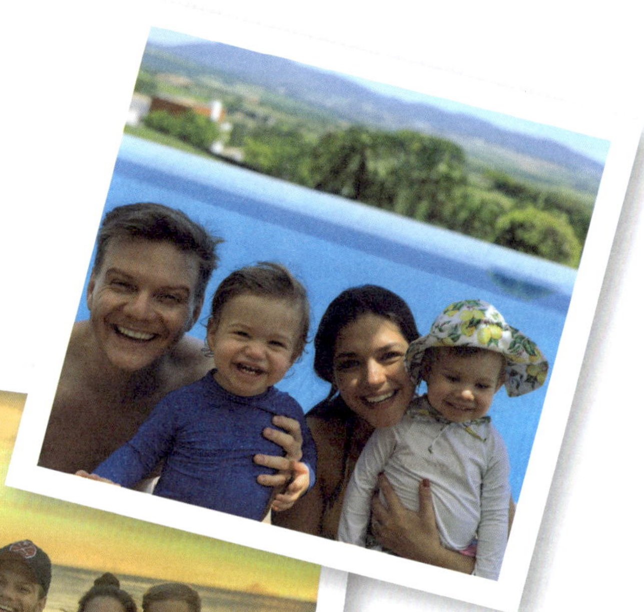

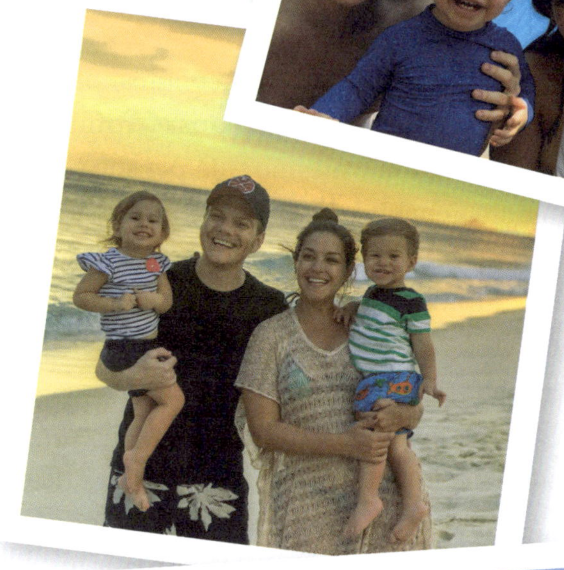

Em casa, nos passeios, nas viagens: nossa familinha.

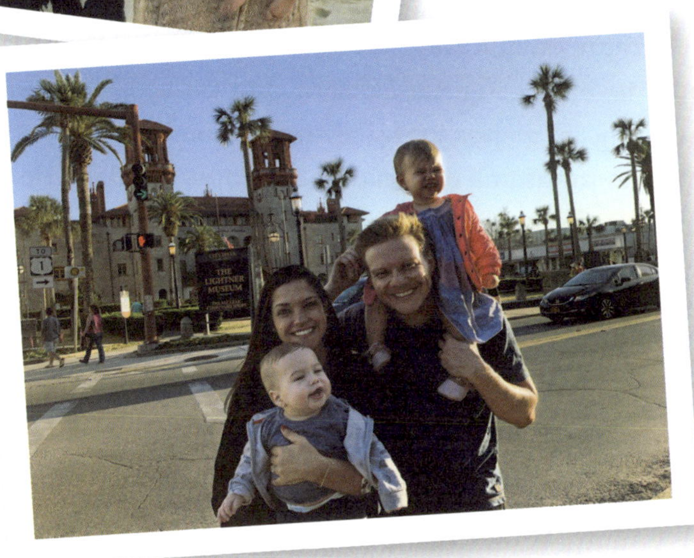

dois". E é verdade. Hoje vivemos os quatro coladinhos, mas, em alguns anos, eles terão seus próprios compromissos, mais tarde construirão suas famílias. É o que queremos, que eles vivam essa experiência deliciosa que estamos vivendo agora. Claro que estaremos sempre aqui, mas é importante que esse tempo de atenção intensa aos filhos não vire um grande parêntese na vida do casal. É fundamental que os interesses da dupla e, por que não, de cada um, sejam preservados, para que marido e esposa não se tornem desconhecidos no futuro. "Oi, tudo bem? Prazer, quem é você mesmo?" Já pensou?

Um segredinho nosso é o hábito de jantar a dois. É um tempo que reservamos exclusivamente para nós. Para conversar sem pressa, estar juntinhos. E não precisa ser só em restaurante, não, pode ser em casa mesmo, depois que as crianças dormem. Segure essa fome e valorize a programação! Eu, por exemplo, faço questão de me arrumar, colocar um vestido curtinho – ok, não é seeeempre assim, kkkkk –, já que mães de crianças pequenas, pela praticidade, estão quase sempre de macacão, vestido longo ou short. Brincadeiras à parte, eu posso estar cansada, por ter acordado cedo com as crianças, ou por ter trabalhado o dia inteiro, mas me dedico ao programa do casal. É uma oportunidade de ouvir o outro, e, a essa altura, você já sabe o tamanho da importância que dou ao diálogo. Se as pessoas já não se entendem quando conversam, imagine se não se falarem?

Também vivo dizendo ao Michel que é preciso expor o que se pensa e o que se sente, o que se gosta – não me canso de elogiar sua calma na hora dos perrengues, quando as crianças se machucam; é impressionante a tranquilidade com que ele conduz a situação, acolhendo tanto a elas quanto a mim – e, por que não?, o que não se gosta, o que se discorda. Viemos de famílias com princípios de criação diferentes; seria ingênuo acreditar que pensamos de maneira igual. Até na educação dos filhos pode haver um desencontro de ideias. O truque é não desautorizar o outro diante das crianças. É importante estar alinhado na forma de educá-los, seguindo juntos. Isso vale também para o casal. É preciso estar atento um ao outro e, juntos, atentos aos pequenos.

EU + MICHEL
PATERNIDADE DE VERDADE

O resultado dessa soma deu muito certo! Não poderia terminar o livro sem fazer algumas perguntas ao homem que enfrenta comigo as batalhas diárias de criar filhos. Com vocês, Michel Teló, ou melhor, o pai da Melinda e do Teodoro.

De onde veio a certeza que você sempre teve de querer filhos?
Desde pequeno, sempre fui apaixonado por bebês. Lembro que, quando tinha uns 7, 8 anos, gostava de cuidar de um dos meus priminhos, até fazia ele dormir. Sempre tive uma relação boa com crianças. Quando eu era adolescente, dizia que seria pai aos 20 e poucos; demorou um tanto mais, já que a Melinda nasceu quando eu estava com 35. Mas foi no tempo certo. Imagina se ela chegasse na época do "Ai, se eu te pego"? Fui me preparando para essa chegada, organizando minha agenda. Eu queria viver a paternidade, estar presente no nascimento – e o mais importante, estar presente sempre –, ficar junto. No fundo, sempre foi o maior sonho da minha vida.

Já contei aqui no livro que você foi um grande leitor de conteúdos sobre maternidade, né?
Quando ficamos sabendo que estávamos grávidos, eu falei: "Meu Deus do céu, que responsabilidade, educar uma criança!". Eu tinha uma vontade muito grande de acertar, tentar ser uma pessoa melhor, ser um bom exemplo para eles. Aí comecei a ler. Passo muitas horas no avião e me ocupei de entender o que se dizia em relação à educação, ao sono, à alimentação. Queria construir um repertório para, quando acontecesse alguma coisa, poder lembrar de possíveis saídas para

aquela situação. Li muito e de tudo. Cheguei a ler mais de uma vez o mesmo livro. Senti que precisava me preparar. É engraçado, porque vejo em você algo natural no jeito de lidar com os nenéns, e isso é impressionante. Você encontra umas soluções para resolver as situações, com firmeza e respeito, que às vezes eu penso: "Cara, eu não ia saber fazer isso, não!".

Mas algumas coisas não são naturais, vão se construindo com a chegada dos filhos, não?

Ah, sim, claro. Tanto que este livro se chama *Nasce uma mãe*. Se bem que esse cuidado vem desde a barriga. Na gravidez da Melinda, no meio do surto de zika, lembra? A gente tinha pavor de pernilongo, foi assustador. E você estava disposta a passar os nove meses de gravidez em casa, se fosse preciso, usava manga comprida no calor, passava repelente, já sentia uma responsabilidade muito grande. E não foi só isso, teve um cuidado com a alimentação muito maior. Ali você já tinha se transformado.

E quando nasce? Aí começa toda uma outra transformação... O que você sentia?

Nossa! O melhor momento da vida. Você olha para aquele neném, quando pega ele no braço, o coração parece que vai explodir. É uma cratera que abre no peito, eu não imaginava que existia espaço para aquilo. É o melhor amor que a gente pode sentir. A única explicação possível é a de que eu daria a vida por qualquer um dos dois, num piscar de olhos, se fosse necessário. É esse o tamanho do amor. E o tempo passa muito rápido. A Melinda nasceu ontem e já está aí, vestida de Branca de Neve, brincando de esconde-esconde, já vai fazer 3 anos. As chamadas de vídeo e as imagens das câmeras que ficam no berço me salvam, desde que eles nasceram. Eu gostava de ver os dois dormindo no vídeo; às vezes de uma cidade longe, fazia uma oração para eles. Até hoje faço isso. Quando eles estão jantando e eu janto junto na tela do celular, puxo conversa, o Teodoro me mostra os dinossauros, ou quando estamos nós dois conversando e eles aparecem "papai, papai!". Isso tudo ajuda, mas nada substitui o abraço, o cheirinho deles.

Mas também quando você está aqui...
Ah, sim, se tem alguma coisa para fazer em São Paulo, organizo para as horas em que eles estão dormindo. Mesmo se vamos malhar juntos, aproveitamos o cochilinho deles. Ou saímos para jantar às dez da noite, depois que eles dormem, mesmo que seja uma segunda-feira. Nesses períodos, acho muito importante participar do dia a dia, dar banho, trocar fralda... Gosto de lidar com as crianças porque são nesses momentos de intimidade que a gente vai mostrando, de alguma maneira, no olhar, no jeito, que eles realmente são amados, o quanto a gente quer o melhor para eles. Nesses cuidados, eles entendem que vamos lutar por eles, que vamos puxar orelha, sim, que vamos ser firmes, sim, mas por um propósito. Eles precisam estar preparados para a vida. É essa coisa do equilíbrio; a gente tem que continuar batalhando, mas tinha que aproveitar mais.

Verdade. E a distância é consequência de um trabalho que você escolheu e ama, que te faz bem.
Sim, eu gosto muito de subir no palco, eu gosto de fazer show, de ver as pessoas cantando, se divertindo. Amo isso. E também quero que eles entendam que nada vem de graça; eu me dedico, me esforço – nós dois nos dedicamos. A vida lá fora não é simples, não é fácil para ninguém, tudo precisa ser

batalhado. Eu vim de uma família que lutou muito, sempre vi meus pais trabalhando. O musical que apresento enquanto você escreve este livro faz referência à vida deles. Minha mãe trabalhou na roça até os 22 anos, e os meus pais juntos, depois de casados, tiveram padaria, trabalharam em confecção, lutaram para conquistar uma vida boa para os filhos. Tanto eu quanto você começamos muito cedo também. Hoje mesmo estava lembrando que, guri, com 13 anos, meu pai me colocava no ônibus e eu rodava 700, 800, 1.300 quilômetros para cantar em bailes no fim de semana. Eles confiavam na educação que me deram, confiavam que Deus me protegeria. Você, com 12, já estava gravando *Malhação*. Exemplo de gente trabalhadora, os nossos filhos têm.

Seus pais são seu exemplo de parentalidade?

Eu me espelho muito neles. Criaram os filhos para o mundo. Meu pai, por exemplo, é da roça, filho de imigrante italiano, sempre foi muito duro. Se entendia que estávamos fazendo alguma coisa errada, era sério, apontava. Na época em que eu comecei a tocar, não queria saber de estudar, quase reprovei de tanto faltar em aula, meu pai me deu uma chamada... Ele sabia que meu caminho era a música, mas sabia também que estudar era importante. Eram rígidos, mas eram também muito família. Quando tinham a padaria, fechavam aos domingos na hora do almoço e convidavam os tios, faziam churrasco, tocavam violão. Eles são uma referência para mim. Respeitam muito as pessoas, ajudam quem está por perto. Quando eu tinha 15, 16 anos, meu pai me deu um livro que se chama *O maior vendedor do mundo*. O título parece de autoajuda para vendas, mas não é; é um livro muito conhecido, do Og Mandino. É uma história tão bonita, que me ajudou tanto, fala de bons hábitos, coisas que são marcantes para ele e se tornaram marcantes para mim também. Até hoje, se vamos a um restaurante e não me dou conta de que não sorri para alguém que estava olhando para mim, ele me puxa a orelha. Essa coisa do respeito segue sendo uma lição que ele quer me deixar.

E o Teodoro e a Melinda? Será que vão se inspirar em mim ou em você? Kkkkk...
Não sei, às vezes acho que a Melinda puxou um pouco para o seu lado, é firme, quer conversar, argumentar para tudo, mas, fisicamente, parece comigo. Já o Teodoro tem aquele bocão largo, seu sorrisão, mas tem meu jeitão de guri. Eles são tão pequenininhos ainda para saber a quem puxaram, não é? Mas, falando sério agora, eu acho que preciso melhorar para eles terem menos dificuldade do que eu na hora de tomar decisões, de dizer não. Acho que às vezes sou muito "de boa"... Mas aí tem você. Eles podem pegar essa coisa mais decidida sua, vão ter a referência de uma mulher guerreira, de opinião.

Ainda melhor, eles podem achar um bom ponto de equilíbrio, né? A gente está junto há sete anos, e, esses dias, fiquei pensando nisso: ser determinado não precisa ser o oposto de ser "de boa". Eu poderia ser firme, mas ser "de boa".
E eu queria continuar sendo "de boa" e, ainda assim, ser firme, kkkk. De verdade, eu acho que a vida como um todo pode ser levada numa boa. Eu acredito muito que o que a gente pensa, joga para o universo, conspira para o resultado final. Essa herança eu quero deixar para eles. Quero que eles sejam pessoas positivas, quero que acreditem que vai dar certo e façam por onde, batalhem para que as coisas aconteçam. Lembro de quando era pequenininho em Campo Grande,

tirando uma música do Chitãozinho e Xororó na sanfona, eu me via tocando com eles, pensava que um dia iria conhecê-los, e hoje são meus amigos, gravamos juntos. Lutei por isso. Quero que eles aprendam a lutar. Eu peço a Deus que Ele me dê sabedoria para criar a Melinda e o Teodoro da melhor maneira possível, quero que eles sejam pessoas boas, que saibam que eu escolheria passar por essa experiência de novo e de novo um milhão de vezes.

Obrigada, obrigada e obrigada

Compartilho dessa sensação a que o Michel se refere no fim da última resposta da entrevista dele. Faria tudo de novo um milhão de vezes. Abdiquei de muitas coisas depois da maternidade, repensei a maneira como administro meu tempo, fiz novas escolhas em relação à carreira e à minha vida, optei por me entregar a essa vivência. Por quê? Porque me encontrei nela. Descobri que amo ser mãe, amo falar sobre maternidade. Mas só posso falar sobre a minha experiência. Cada mulher vivencia a maternidade do seu modo, e é importante que seja assim. Aprendi que precisamos respeitar nossos limites, tentar não gerar tantas expectativas, como disse tão bem a minha mãe: "Criar um filho não é fácil, mas é mais simples do que parece". Insisto que não há certo ou errado, mas o que funciona para cada família, o que é possível para cada mãe. Nossos filhos não precisam ser perfeitos, mas ser amados e respeitados. Se tem dedicação, entrega, amor, respeito e um olhar atento, escute o que estou dizendo: vai dar certo!

Quero agradecer a você que me acompanhou até aqui, que topou conhecer um pouquinho mais da minha história. Foi especial para mim abrir meu coração nessas páginas, falar das minhas alegrias, das minhas frustrações. Conversar com quem sempre me deu tanto carinho é minha maneira de estar mais perto, de retribuir. Espero que tenha curtido. Foi feito com amor. Um grande beijo e obrigada!

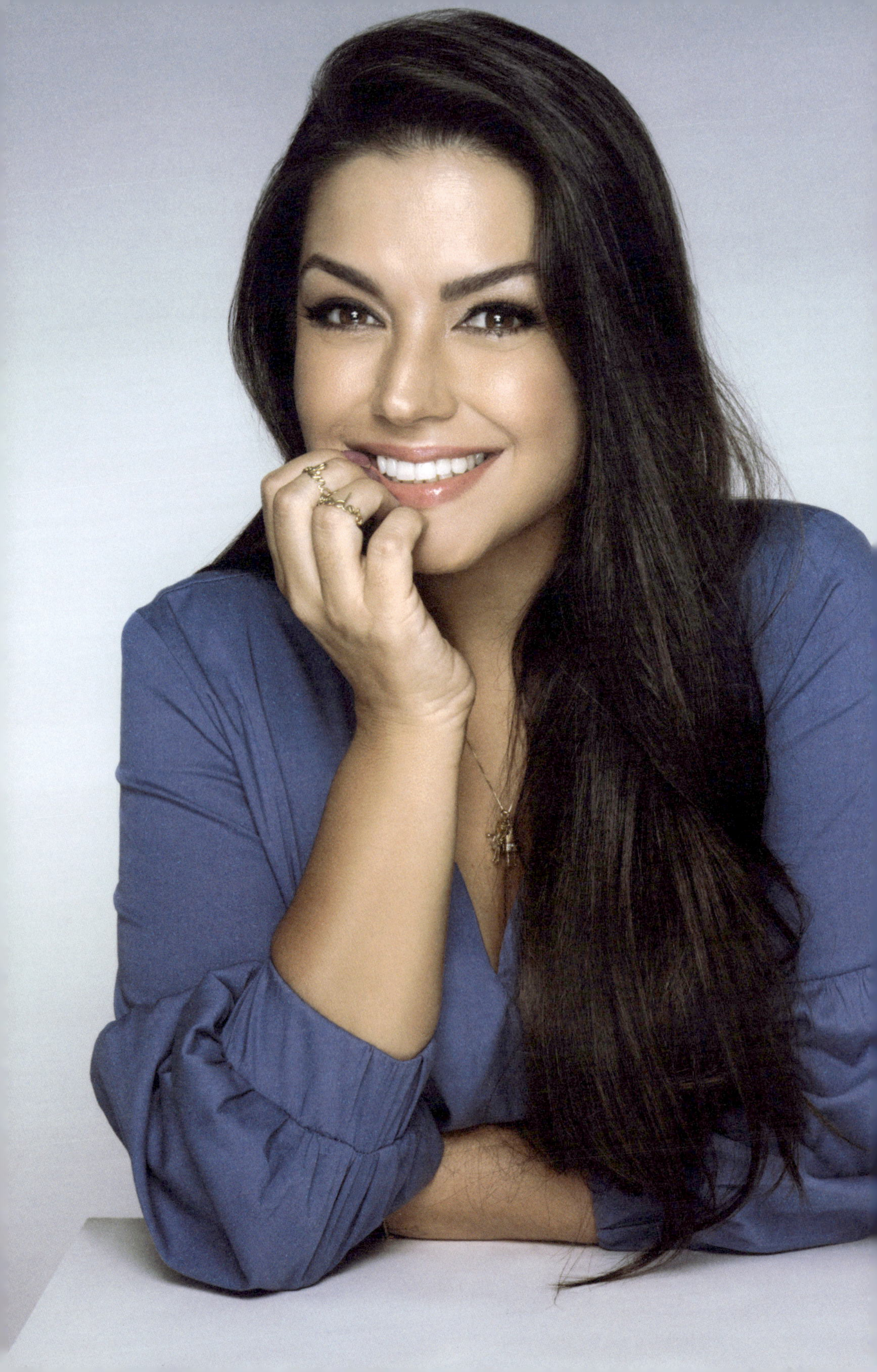

Eu não terminaria sem trazer uma surpresa. O QR Code abaixo conduz para um vídeo exclusivo, desenvolvido especialmente para os leitores deste livro. Para acessá-lo, aproxime a câmera do smartphone ou a webcam do computador do QR Code; instantaneamente, o aplicativo de vídeo será aberto. Verifique antes sua conexão com a internet e se o seu dispositivo eletrônico possui um leitor de QR Code instalado.

Este livro foi composto nas tipologias Champagne & Limousines,
Dear Jane Script, Felt Tip, GFYBrutus, Palatino Linotype,
e impresso em papel offset 90g/m² na Assahi Gráfica.